高等职业教育创新教材
供口腔医学技术专业用

总主编　牛东平

牙体形态与功能

第2版

顾问　**易新竹**

主编 **牛东平**　副主编 **原双斌　魏利杉**

编者（以姓氏笔画为序）

牛　丹（北京联袂义齿技术有限公司）

牛东平（北京联袂义齿技术有限公司）

孙小菊（北京联袂义齿技术有限公司）

原　琴（山西联袂义齿技术有限公司）

原双斌（山西齿科医院）

魏利杉（北京联袂义齿技术有限公司）

人民卫生出版社

·北京·

图书在版编目（CIP）数据

牙体形态与功能/牛东平主编.—2 版.—北京：
人民卫生出版社，2021.8（2024.12重印）
ISBN 978-7-117-31938-6

Ⅰ.①牙… Ⅱ.①牛… Ⅲ.①牙体－形态特征－医学
院校－教材 Ⅳ.①R322.4

中国版本图书馆 CIP 数据核字（2021）第 162009 号

人卫智网	**www.ipmph.com**	医学教育、学术、考试、健康，购书智慧智能综合服务平台
人卫官网	**www.pmph.com**	人卫官方资讯发布平台

牙体形态与功能
Yati Xingtai yu Gongneng
第 2 版

主　　编：牛东平
出版发行：人民卫生出版社（中继线 010-59780011）
地　　址：北京市朝阳区潘家园南里 19 号
邮　　编：100021
E - mail：pmph @ pmph.com
购书热线：010-59787592　010-59787584　010-65264830
印　　刷：北京盛通印刷股份有限公司
经　　销：新华书店
开　　本：787×1092　1/16　　印张：14
字　　数：341 千字
版　　次：2015 年 11 月第 1 版　　2021 年 8 月第 2 版
印　　次：2024 年 12 月第 8 次印刷
标准书号：ISBN 978-7-117-31938-6
定　　价：76.00 元

打击盗版举报电话：010-59787491　E-mail：WQ @ pmph.com
质量问题联系电话：010-59787234　E-mail：zhiliang @ pmph.com

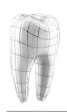

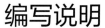

编写说明

对一个国家来说,完善的教育体系,需要在精英教育与职业教育之间寻找平衡。没有精英教育,就没有"中国创造";而没有职业教育,高品质的"中国制造"也就成了"空中楼阁"。完善的教育体系让每位学生都有机会去创造出彩的人生,国家也能通过源源不断输入的各类职业技术人才,提高"中国制造"的市场竞争力,这是国家层面对教育的顶层设计。职业教育使命是培养有知识的"能工巧匠",而教材是知识的载体,也是教学的指导性文件,其重要性不言而喻。

本套创新教材基于我及团队30年来一直从事口腔医学技术专业相关教学、教材编写。创新的力量无可限量,可以突破禁锢,开辟出一片新的天地。对我们既是挑战,更是机遇。30多年来,我国义齿制造业的发展突飞猛进,但我及团队潜心研究我国与世界上几个制造强国在该领域的反差,危机感顿生,这就促使我们编写本套教材时,一定要体现"中国制造"在该领域的态度与担当。

一、专业课程设置

《中国制造2025》是我国政府在新一轮产业革命中做出的积极举措,强调制造业在中国经济中的基础作用,以及如何将制造大国升级为制造强国。

义齿制造是否属于制造业,属于什么样的制造业? 与《中国制造2025》有什么关系? 是本套教材的编者和师生们首先需要明确的。制造业的定义是将原材料通过制造过程,转化为人们使用的工具、工业品和生活日用品的行业。国家有关部门将"定制式义齿"确定为"医疗器械",自然属于制造业。不仅如此,目前义齿制作技术领域在很大程度上依赖蓬勃发展、方兴未艾的现代技术支撑,如数字化、网络化、数控机床、3D打印已十分普遍,因此,属于地地道道的现代制造业范畴。而为制造业培养主力军队伍的高等院校,应把培养目标置于这个大背景下,对每位学生来说,更应把国家发展需要与实现自己梦想相结合。

鉴于此,专业课程设置必须服务、服从于这一目标。强化学生的动手能力训练,教育学生牢牢树立"守正笃实、精益求精、久久为功"的工匠精神,把培养千千万万有知识的"能工巧匠"作为不二使命。因此,口腔医学技术专业课程设置时,把与培养目标不密切相关的《口腔内科学》《口腔颌面外科学》《口腔预防医学》等课程删除,增加了对本专业具有基石意义的《牙体形态与功能》《优殆理论与技术》,以及适应产业"互联网+"需要的《口腔数字化技术》。理论课与实践课之比为 1∶2.5(具体见附表)。

专业课程设置取决于培养目标。因此,本套创新教材的**专业课程设置包括**:

1. 牙体形态与功能
2. 优殆理论与技术
3. 口腔工艺材料
4. 口腔美学基础
5. 固定修复体工艺技术
6. 可摘局部义齿工艺技术
7. 全口义齿工艺技术
8. 口腔数字化技术

二、"交叉理论"处理

"交叉理论"是指既涉及口腔医学又涉及口腔医学技术专业的理论。属于这一问题的范围,集中在两门课程:一是口腔解剖学,二是口腔修复学。因此,本套书将涉及解剖学内容的部分,分别在《牙体形态与功能》和《优殆理论与技术》中讲解。例如,牙齿的进化、发育和结构等知识点,放在《牙体形态与功能》中;而有关咀嚼系统的颌骨、肌肉、关节和神经等知识点,则放在《优殆理论与技术》中。涉及修复学内容的部分,主要是有助于对医师设计的理解和对牙体制备及制取的印模是否符合要求进行判断方面的内容,分别在三种义齿制作技术中作为基本理论单列章节讲解。

三、关于殆学

问题的提出是基于殆学对口腔医学技术专业的重要性及其易被忽视的普遍性。殆学被普遍认为是最难教、最难学的一门课程,但义齿是外壳,殆是灵魂。没有对殆学的深刻理解,不可能制作出高质量义齿。

咀嚼系统是一个多元素功能共同体,功能链条的末端是牙齿,其冠的表面虽然覆盖一层人体最硬的组织,但一点不影响其感知度。上、下颌牙齿间的感知度为 7μm,容忍度为 20μm,意味着超过此值可能给器官造成伤害。轻者影响功能,重者会造成"医源性疾病",给患者带来难以想象的痛苦。

古人云:"天下无难事,在乎人为之,不为易也难,为之难亦易"。万物发展都是一个过程,恩格斯将过程思想称为伟大的哲学思想。俗话说,"台上一分钟,台下十年功",就是生活中的哲学,过程通常是枯燥的,而结果是丰富的。没有过程就没有结果。因此,想让义齿获得优质咬合,也有一个过程,而且这个过程存在着内在逻辑性联系,概括如下:

1. **重基础**　牙齿是构成殆的主体元素,也是殆的基石。从形态到功能、理论到实践,要投入足够精力。学习总时间应达到 450~500 学时。

2. 强主体　牙列是殆的主体功能结构。牙齿、牙周组织与颌骨共同构成牙列,它是牙齿实现功能的形式。要强化对牙列的结构、形态、功能以及上、下颌牙列关系的学习。

3. 保顺畅　上、下颌牙列要行使功能,前提是下颌处于运动状态,即动态殆。如何保持下颌运动顺畅,需要在前面所学知识的基础上,继续学习相关关节、骨骼、肌肉、神经、组织结构的功能,以及下颌各种功能位置。

4. 用信息　像人的面孔、指纹一样,义齿也具有个性化特质。接收和运用医师提供的患者个性化信息,是技师的一项重要基本功,是制作个性化义齿的基础。

四、专业技术

专业技术体现工匠精神,动手能力则是重要的教学目标。教师和学生需了解 2 年在校学习期间,除了理论课程,应初步或基本掌握哪些技术。因此,我们提炼出以下 10 项技术,这些只是基本的概括,例如,数据转移技术是个复杂的过程,既包括医师用面弓、转移台、殆架传递各种与殆相关的信息,也涉及技师通过转移台、殆架对信息的接收和应用;再如失蜡铸造技术既包括金属铸造,也包括树脂和陶瓷铸造技术;而美学技术涉及牙齿的排列、位置、角度、颜色及表面形态细节等,每项技术都有着丰富的内涵,不能将它们孤立地区分开来。

1. 模型代型技术

2. 数据转移技术

3. 失蜡铸造技术

4. 数字化技术

5. 表面加工技术

6. 卡环弯制技术

7. 仿天然牙堆蜡技术

8. 饰面技术(瓷及树脂成形技术)

9. 排牙技术

10. 美学技术

五、质量检测

质量检测是保证产品质量的重要手段。义齿质量检测是一项非常重要的工作,分为阶段性质量检测和最终质量检测。

义齿作为一种产品,它的制造过程是由若干阶段完成的,只有每个阶段的质量达标,才会有产品最终质量的合格。因此,在每个阶段有其相对独立的质量标准,称为阶段质量目标。建立这种检测制度,可防止阶段不合格产品往下游延续和叠加。最终质量检测是在上述各阶段质量检测基础上进行全面的检测。这种理念贯穿于各种义齿制作过程。

六、引领作用

目前,我国处于由制造大国提升为制造强国的大变革时代,即进入产业结构调整、供给侧改革、重质量的新常态。因此,教材必须肩负起引领作用,体现先进性。

经过近 30 年的发展,义齿制作由失蜡技术(属于传统工艺技术,以手工作坊式为主)通过基于印模 / 模型的 CAD/CAM 过渡到半数字化(图 0-1);而由半数字化到用"互联网 +"将临床数字印模通过网络传递给设计制造车间,实现了义齿制造的"全数字化",只用了不到 10 年时间。谁会设想下个 10 年制造业会发生什么变化?

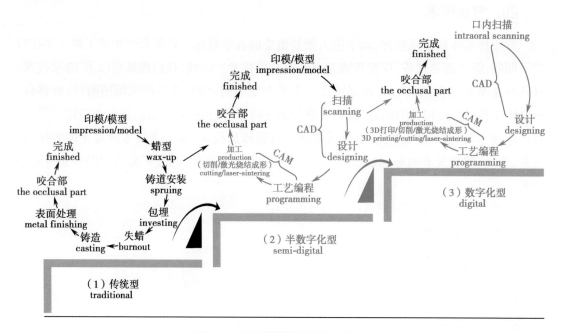

图 0-1　产业结构转型升级示意图

黑色:传统工艺;蓝色:数字化工艺;红色:手工完成

蓝色、黑色均用于制作基底部;红色用于制作咬合部

由传统型到数字化型的发展过程,体现着该行业产业结构的调整:由劳动密集向科技密集、由高耗能向低耗能、由低质量向高质量的转型升级

"互联网 +"提供了一个"共享"的手段,不仅可以提速,更能提质,因为它免除了若干可能造成工作失误的环节,这也无疑给义齿制造业带来了发展先机。

值得说明的是,在本套教材编写过程中,得到了各位专家、各位同事以及出版社领导和编辑的大力支持。感谢易新竹、巢永烈、冯海兰、王新知、赵信义等教授在百忙之中为本套教材担任主审。感谢原双斌医师协助总主编参与并指导了编写的全过程;林文元所长、郭俊秀同事在资料收集方面给予了大力协助;王收年医师完成了全部绘图工作;贺志芳、牛凤娴医师在文字整理等方面做了默默无闻的贡献;山西省职工医学院李海龙老师、河北唐山职业技术学院蒋菁、库莉博老师为教材的顺利出版也给予了大力支持,在此一并致谢!

由于编写时间短,编写经验有限,本套教材难免有不妥之处,恳请广大师生及同行提出宝贵意见,以供再版时修改。

牛东平

2018 年 3 月 29 日

附表　专业课程设置及时间分配
(仅供参考)

序号	课程名称	学时数		
		总学时	理论学时	实训学时
1	牙体形态与功能	450	40	410
2	优𬌗理论与技术	220	56	164
3	口腔工艺材料	58	44	14
4	口腔美学基础	50	50	0
5	固定修复体工艺技术	200	48	152
6	可摘局部义齿工艺技术	156	54	102
7	全口义齿工艺技术	76	40	36
8	口腔数字化技术	40	22	18
	合计	1 250	354	896

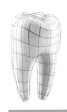

第1版序

　　口腔医学技术专业的培养目标明确,就是培养有理论知识的"能工巧匠"。具体讲就是根据口腔医师提供患者精确的模型来完成符合生理功能需要的"定制式义齿"制作。教材本是完成培养目标的基本理论、基本知识和基本技能的重要依据。可是,多年来没有适合本专业特色的教材,国内口腔医学技术专业学生一直沿用口腔医学生的教材,与本专业脱节,理论脱离实际,重点不突出,不能学以致用,教材理论不能指导实践。而本专业的特点在于熟练掌握牙齿、牙列形态和功能的基础上,强调精准仿制其形态和功能,要求必须反复实践做到熟能生巧,才能体现培养目标。

　　殆学是口腔医学技术专业最重要的基础之一,内容枯燥且抽象,又是难教学和实践性强的一门学科。为此,本教材进行了大胆、结合实际的改革。从内容上将殆学分成两册(即《牙体形态与功能》和《优殆理论与技术》)。第一,首先学习和掌握单个牙齿的形态和功能,并用堆蜡技术反复练习精准仿制每个牙的形态和功能;然后学习掌握牙列的形态和功能特点,并在殆架上精准仿制其形态和功能,这样循序渐进容易记忆便于理解。第二,教材编写的思路紧扣牙齿、牙列形态和功能的精准仿制,重在实践,编写人员均来自有实践经验的企业技术专家,课程的排序亦是由浅入深,由易到难。第三,针对形态复杂的牙齿、牙列形态和功能难记难学的特点,牛东平老师团队在长期教学、临床和生产实践中总结了一套新的"举纲张目"殆学教学法。把优质咬合比喻为"纲",将"持久耐用""省力高效""运行顺畅"三种实现机制及相关形态、功能和理学特点比喻为"目",并提出"功能决定形态,形态体现功能"的法则。这样使口颌系统中各元素,尤其是牙齿表面看似僵硬的尖、窝、沟、嵴、裂等赋予了丰富的功能,使其立即鲜活了起来,不仅增加了学习兴趣,更便于理解和记忆。学习和实践中只要抓住"优质咬合"这一关键问题,目标明确、条理清晰、重点突出,把抽象内容具体化,复杂问题简单化,让老师易教、学生好学。

　　本教材真正体现了复杂问题简单化,抽象问题形象化和深入浅出的原则。真正体现"实践出真知",遵循了鲁迅先生的教导"伟大也要让人懂"。

四川大学华西口腔医学院　易新竹
2015 年 7 月 5 日

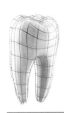

目 录

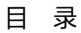

第一章 总论 ………………………………………………………………… 1
　　一、引言 …………………………………………………………………… 1
　　二、牛东平、原双斌"举纲张目"豰学教学法 ……………………………… 2
　　三、教学法的应用——四步法 …………………………………………… 7

第二章 基础知识 …………………………………………………………… 10
　第一节 牙的演化 …………………………………………………………… 10
　　一、鱼纲 …………………………………………………………………… 10
　　二、两栖纲 ………………………………………………………………… 10
　　三、爬行纲 ………………………………………………………………… 11
　　四、鸟纲 …………………………………………………………………… 11
　　五、哺乳纲 ………………………………………………………………… 11
　第二节 牙的发育和萌出 …………………………………………………… 12
　　一、牙胚的发生和分化 …………………………………………………… 12
　　二、牙胚的发育 …………………………………………………………… 13
　　三、牙体、牙周组织的形成 ……………………………………………… 14
　第三节 相关解剖学基础 …………………………………………………… 17
　　一、三维看人体 …………………………………………………………… 17
　　二、牙体解剖应用名词 …………………………………………………… 18
　　三、牙的分类 ……………………………………………………………… 19
　　四、牙的结构 ……………………………………………………………… 21
　　五、牙位记录 ……………………………………………………………… 23

第三章 牙体形态与功能 …………………………………………………… 27
　第一节 牙的一般形态特征 ………………………………………………… 27
　　一、牙冠表面解剖标志及功能 …………………………………………… 27
　　二、牙位区别特征 ………………………………………………………… 33
　　三、牙冠避让 ……………………………………………………………… 34

　　四、解剖殆面和生理殆面 ··· 34

　第二节　恒牙形态与功能 ··· 36

　　一、切牙组 ··· 36

　　二、尖牙组 ··· 42

　　三、前磨牙组 ··· 46

　　四、磨牙组 ··· 51

附录:实训教程 ··· 61

　实训一　牙体形态绘图 ··· 61

　实训二　技工室操作规范 ··· 70

　实训三　系统性仿天然牙石膏雕刻技术 ··· 73

　　一、上颌中切牙雕刻成形 ··· 74

　　二、上颌尖牙雕刻成形 ··· 88

　　三、上颌第一前磨牙雕刻成形 ··· 97

　　四、上颌第一磨牙雕刻成形 ··· 104

　　五、下颌第一磨牙雕刻成形 ··· 111

　实训四　堆蜡技术基本操作训练 ··· 119

　实训五　系统性仿天然牙堆蜡技术 ··· 123

　　一、上颌中切牙堆蜡成形 ··· 123

　　二、上颌尖牙堆蜡成形 ··· 140

　　三、上颌第一前磨牙堆蜡成形 ··· 157

　　四、上颌第一磨牙堆蜡成形 ··· 170

　　五、下颌第一磨牙堆蜡成形 ··· 186

教学大纲 ··· 203

参考文献 ··· 207

第一章　总　　论

一、引言

(一) 𬌗是什么?

𬌗学作为一门重要的基础课程,相对于其他专业课程起步较晚,但也有半个多世纪的历史。𬌗学对我们很多人来讲仍然是陌生的、深奥的。究其原因,专业教学难辞其咎。𬌗到底是什么? 这里借用恩格斯曾经引用过的一个故事:"法国作家莫里哀的喜剧《醉心贵族的小市民》中有一个人物茹尔丹,他是小市民,偏偏醉心于贵族,处处假装爱艺术、爱文学。他弄不清什么是散文,别人告诉他,你说的就是散文。他说,天啦,我整天说散文却不知道什么是散文! "我们每天通过上、下颌牙的接触吃东西,这种接触就是𬌗。我们每天在用𬌗,却不知道什么是𬌗,这与故事里醉心贵族的小市民整天在说散文,却不知道什么是散文,不是如出一辙吗? 究竟𬌗是什么? 𬌗是上、下颌牙之间一切接触关系的总称。

(二) 𬌗何以能粉碎食物?

这里涉及咀嚼系统的构成与功能。咀嚼系统是由六个元素构成的功能共同体,每个元素都有特定分工,各司其职,协调运转才能完成其功能。六个元素分工如下:

牙齿:是咀嚼系统的主体元素。它直接对食物进行切、撕、捣、磨多个环节的机械加工。

牙周组织:是牙齿的固位、支持装置。它位于牙根周围,将牙齿牢牢固位于颌骨,并将牙齿所受𬌗力传导于颌骨。

颌骨:是牙齿的载体。牙齿以特定顺序深深根植于上、下颌骨,形成牙列,是𬌗的主体功能结构。牙齿所以能粉碎食物,是依赖上、下颌牙列在运动中实现。

咀嚼肌:是咀嚼运动的动力源。下颌所有的功能运动都依赖肌肉的收缩与舒张来实现。

颞下颌关节:是下颌运动的枢纽,同时它的结构还决定着后牙𬌗面和前牙舌面的形态。

神经系统:起控制作用。看见食物后,马上能决定嘴张多大,用多大力;还有咬到一粒"石子"会本能地停止用力,这些都是神经控制的体现。

𬌗所以能粉碎食物,是在神经系统控制下,颌骨作为载体,咀嚼肌提供动力,关节为枢纽,通过下颌运动中上、下颌牙齿接触实现的,可谓咀嚼系统总动员的结果。

(三) 用好"功能决定形态,形态体现功能"法则

生物在进化过程中为了生存和提高生命质量,不断改变器官形态以适应功能需要,功能处于主导地位。这意味着功能是器官形态的设计师和雕刻师。如果将这一理念用于解释咀嚼系统各元素及元素间功能与形态的关系,对学习将是十分有益的。我们将其称为"功能决定形态,形态体现功能"的法则。形态是功能的物质表现形式,是功能的载体,直白点说,形态就是功能。由于赋予了功能,牙齿表面看似机械的尖、窝、沟、嵴、裂等结构立刻变得鲜活

起来。再如上、下颌牙列的向内、向外倾斜,纵向、横向𬌗曲线等均属功能决定形态。

应当充分认识自然界进化的力量,功能不仅决定组织器官的表面形态,还决定其组织结构、空间位置、数量等。如牙冠表面覆盖的人体最坚硬的组织——牙釉质,其洛氏硬度为340kHN,磨牙牙尖处厚度约为 2.5mm,对咀嚼压力和摩擦力具有高度耐受性;尖牙需承受较大侧向力,其牙周膜面积是牙颈部横截面积的 5 倍;上颌第一磨牙有三个牙根,且舌根位于功能尖下方,能承受更大的𬌗力。

总之,"功能决定形态,形态体现功能"的法则是解读咀嚼系统各个元素形态特征的总钥匙。人类的进化永远在认识的前面,灵活运用这把钥匙,能帮助我们破译咀嚼系统潜在的形态密码。形态与功能的联系,不仅增加了学习的趣味性,也便于理解和记忆。更重要的是学生懂得了今天的"学"是为了明天制作义齿时"用",为学习提供了动力。

(四) 牙齿的"变量"特征

所谓"变量"特征,指牙齿的形状和数目的易变性。咀嚼系统中,牙齿是个不稳定、易损伤的元素。原因不外乎疾病、外伤和磨损。牙齿直接参与食物机械粉碎,随着年龄增长,会产生不同程度的磨耗;最主要的还是它暴露于口腔,易受外伤和罹患龋齿、牙周病,导致牙齿缺损或丧失。根据我国 2015—2017 年第四次全国口腔健康流行病学调查报告,全国 65~74 岁年龄组存留牙数 22.5 颗,无牙颌率 4.5%。这个年龄组每人平均少了 8 颗左右牙齿。

由此可见,牙齿作为"口腔医学技术专业"研究的主要对象,是应运牙齿的"变量"特征而产生、存在的。

(五) 为什么学习《牙体形态与功能》要学习"𬌗学教学法"?

《牙体形态与功能》是所有课程学时最多、实训量最大的一门课程,足以说明其重要性,同时也反映对动手能力的重视。一开卷,首先入目的是"𬌗学教学法"。学习《牙体形态与功能》为什么要学𬌗学教学法?

牙齿与𬌗的关系,如果把"𬌗"比喻为大树,"牙齿"是树的根;把"𬌗"比喻为建筑物,"牙齿"是建筑物的基石。粉碎食物,虽然需要牙周组织、咀嚼肌、颌骨、颞下颌关节、神经系统等元素参与,但归根结底要通过上、下颌牙齿咬合来实现。可见牙齿既是𬌗的主体功能结构,也是𬌗的最小功能单位。牙齿表面大大小小、凹凸不平的结构有数十个之多,每个结构都蕴藏着功能,如果不把这些结构和功能间的关系学得清楚明白,不能精准制作所有牙齿细微结构,就无法对𬌗学理念有深刻理解,更谈不上学以致用。因此,只有掌握每个牙齿上的所有细微结构,才能掌握它在咀嚼过程中扮演的角色,才能在制作修复体时"信手拈来",才能为𬌗学学习奠定坚实基础。经验告诉我们:想学好𬌗学,必须以《牙体形态与功能》为起点。正所谓"根上给力,枝繁叶茂"。牛东平、原双斌"举纲张目"𬌗学教学法,帮助大家"解惑"。

二、牛东平、原双斌"举纲张目"𬌗学教学法

机体赋予咀嚼系统的使命是粉碎食物。人每天大约需要粉碎食物 1 300g,咀嚼约 3 000 次,咀嚼时间约 50 分钟。一生按 80 岁计,共粉碎食物约 38 000kg,咀嚼次数高达 8 760 万次,咀嚼时间长达 2.4 万小时。要完成上述繁重的任务,咀嚼系统必须具备优质咬合的特质,它通过持久耐用、省力高效、运行顺畅的工作方式来实现。

𬌗学作为口腔医学技术专业一门重要基础课,长期以来一直困扰着专业发展。𬌗学实际上是对牙齿等咀嚼系统各元素形态及相互关系的功能性解读和践行。我们曾根据自己长

期教学和生产实践,总结出"复杂问题简单化,抽象问题形象化,深入浅出"的教学方法。但在𬌗学教学方面,仍缺乏具体的可操作性,继而提出:"举纲张目"𬌗学教学法。几年来的教学和生产实践证明是可行的。

汉·郑玄《诗谱序》云:"举一纲而万目张,解一卷而众篇明"。纲:渔网上的总绳,比喻事物的主干部分;目:网眼,比喻事物的从属部分。"举纲张目"的意思就是提起总绳,一个个网眼就都张开了。比喻抓住事物的关键就可以带动其他环节,也比喻条理分明。

𬌗学教学法中,"举纲张目"就是把"优质咬合"比喻为"纲",将"持久机制""效率机制""导向机制"三种实现机制及相关形态、功能和理学特点比喻为"目"。

(一)纲

纲是指"优质咬合",是针对咬合质量而言。它是人类进化的结果。咀嚼系统结构复杂,任务艰巨,只有具备优质咬合的天然牙或义齿,才能承担此重任。对本专业而言,"优质咬合"既是学习的起点,也是一切工作的归宿。其重要性显而易见,所以把它比喻为"纲"。

(二)目

目是指"持久机制""效率机制""导向机制"三种实现机制及相关形态、功能和理学特点。目是把牙体、牙列、关节等结构的形态特点在功能诠释的基础上经过逻辑条理的分析,归纳到三种不同的机制中。三种机制是有机联系、相互贯通的统一体,共同实现终极目标——优质咬合。

1. 持久机制 是针对咀嚼系统的寿命而言。

咀嚼系统各元素的很多形态特征,都是为了长期健康地行使功能。如牙冠颊舌面的外形突度,可保持牙龈张力,有利于食物流对牙龈的生理按摩作用;牙冠𬌗面外形高点在邻面形成接触区,接触区周围形成外展隙,参与食物排溢,防止食物嵌塞,保护龈乳头,同时牙齿依靠邻面接触区彼此支持,传导、分散𬌗力。再如下颌后牙的牙冠避让(图 1-1)及上、下颌牙列的倾斜排列,与肌肉收缩方向一致。使牙齿受到的力接近轴向,有利于牙周健康,使牙齿持久耐用。

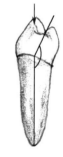

图 1-1 牙冠避让,轴向受力
箭头示𬌗力方向

2. 效率机制 是针对咀嚼效率而言。

效率机制指肌力的最小化,有用功比例的最大化。如后牙𬌗面的双排牙尖,实现了牙列间的"双臼双杵"(图 1-2),提高咀嚼效率;𬌗面上尖、嵴、窝、沟的复杂结构,既增加了接触面积,也增加了粗糙度,有利于颗粒状食物的固位;上、下颌牙间的"点状"接触,如同锋利的刀刃,在局部形成较高的压强,粉碎食物既省力又高效。覆𬌗、覆盖增加了后牙的𬌗面接触面积,提高了咀嚼效率。

3. 导向机制 是针对下颌运动而言。

咀嚼食物时,下颌沿精确的角度及方向运动,这依赖于牙面及颞下颌关节的导向结构实现(图 1-3)。所谓导向就是对下颌运动方向的引导和控制。牙面的导向结构如上颌前牙舌面近、远中边缘嵴,可引导下颌的前伸与侧方运动,使前

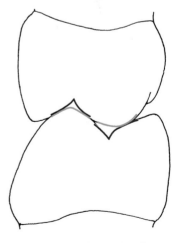

图 1-2 后牙的"双杵双臼"结构
蓝色为杵,红色为臼

牙切、撕食物时，其余牙齿及时脱离咬合接触，下颌运行顺畅；后牙的向心性斜面可引导下颌准确回到牙尖交错位。颞下颌关节作为下颌运动的枢纽结构，在保证下颌运行顺畅方面也至关重要。如下颌前伸运动时，髁突沿关节结节后斜面向前、向下运动，关节结节后斜面斜度应与前牙舌面倾斜角度及后牙船面牙尖斜度协调，以保证下颌运行顺畅，无干扰。

后牙船面沟、嵴的方向与下颌运动方向协调一致，可避让对颌牙尖，防止产生船干扰，使下颌运行顺畅。

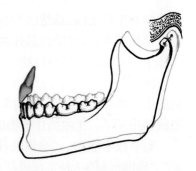

图1-3 前牙舌面及颞下颌关节的导向

红色示髁突在关节导向下的运动，蓝色示下颌前牙在上颌前牙舌面导向下的运动

（三）《牙体形态与功能》和《优船理论与技术》课程纲目结构及其诠释

"举纲张目"船学教学法对"纲"和"目"的诠释，是学习咀嚼系统工作原理的重要过程。事有所循，业有所成。诠释的质量越高，"目"的内容越丰富，对"纲"的支撑越有力。

1.《牙体形态与功能》课程纲目结构（图1-4）及其诠释

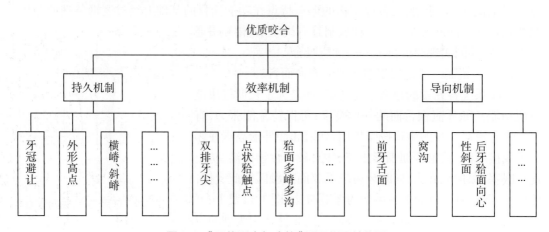

图1-4 《牙体形态与功能》课程纲目结构图

（1）持久机制

1）牙冠避让：从邻面观察下颌后牙，牙冠明显偏向舌侧，作为支持尖的颊尖位于牙根的正上方，船力沿牙体长轴方向传导；咀嚼食物过程中，下颌从侧方位置滑回牙尖交错位，牙冠避让保证牙周仍可承受轴向力。船力的轴向传导，利于牙周组织的健康，保证了持久耐用。

2）外形高点

唇（颊）、舌面：合理的突度有利于食物经过牙面后轻轻摩擦牙龈表面，对牙龈起到生理性按摩作用，促进牙龈组织的血液循环，保持牙龈健康；突度过小，食物会直接撞击龈缘，刺激牙龈导致炎症；突度过大，容易在颈部堆积食物，且排溢的食物直接滑落至口腔，牙龈将失去食物的按摩作用而产生失用性萎缩。

近、远中面：牙冠邻面外形高点形成邻面接触区，保护龈乳头。在船方形成咀嚼区域，对颌牙支持尖咬合于此，形成稳定的咬合关系，有利于咀嚼食物，提高效率。牙齿彼此依靠邻面接触点互相支持、传递船力，可保持牙弓稳定，保护牙周组织健康，确保持久耐用。

3）横嵴与斜嵴

横嵴：下颌第一前磨牙𬌗面颊尖三角嵴与舌尖三角嵴横行相连成横嵴，上颌第一前磨牙舌尖咬合于其远中。防止在闭口过程中下颌过度后退，髁突压迫关节后区，从而保护颞下颌关节的健康。

斜嵴：上颌第一磨牙近中舌尖三角嵴与远中颊尖三角嵴斜行相连成斜嵴，下颌第一磨牙远中颊尖咬合于其近中。在下颌第一前磨牙萌出前，斜嵴可防止下颌过度后退。

（2）效率机制

1）点状𬌗触点：后牙𬌗面三角嵴上曲率的改变形成的突起结构与对颌牙形成点式咬合接触，可产生较高的压强，类似锋利的刀刃，有利于粉碎食物。而且点式接触使得牙面间的摩擦阻力减小，实现省力高效。

2）双排牙尖：后牙𬌗面双排牙尖，咬合时形成双杵双臼结构，下颌颊尖咬合于上颌中央窝及𬌗外展隙，上颌舌尖咬合于下颌中央窝及𬌗外展隙。双排牙尖不仅增加咀嚼面积，提高咀嚼效率，而且增加了咬合时的稳定性。

3）𬌗面多嵴多沟：后牙𬌗面分布有很多嵴、沟，使得𬌗面凹凸不平，增加了粗糙度，利于磨细食物，提高咀嚼效率，同时有利于颗粒状食物的固定。

（3）导向机制

1）前牙舌面：①上颌切牙舌面近、远中边缘嵴引导下颌前伸运动时，后牙及时脱离咬合接触。②上颌尖牙舌面引导下颌侧方运动时，其余牙齿及时脱离咬合接触，同时也参与下颌前伸运动最初1~2mm的导向。

下颌前伸、侧方运动时，上、下颌牙之间的接触越少，滑行阻力越小，有利于运行顺畅。

2）窝沟：是对颌牙尖的运行通道，有一定的宽度和深度，并位于正确的位置。保证下颌进行各种功能运动时，对颌牙尖无障碍地在沟内通过，确保下颌运动顺畅。

3）后牙𬌗面向心性斜面：前牙引导下颌做各种功能运动，但是，在下颌运动的初始或最终阶段，前牙不发挥导向作用。此时，后牙𬌗面向心性斜面可引导、控制下颌从牙尖交错位出发和回归，使上、下颌后牙间运行顺畅，不产生干扰。

2.《优𬌗理论与技术》课程纲目结构（图1-5）及其诠释

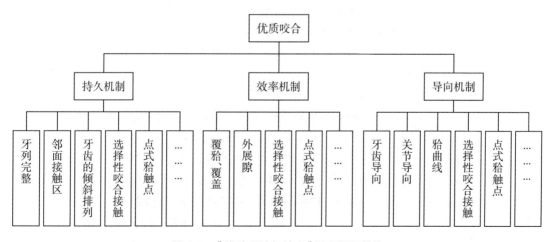

图1-5 《优𬌗理论与技术》课程纲目结构

5

（1）持久机制

1）完整牙列：①牙龈纤维在牙颈部形成"8"字形结扎，将牙列中的所有牙捆绑成一个整体，当其中一颗牙受到非轴向力时，可借助牙龈纤维将殆力传导给邻牙，从而保护了牙周组织健康。②在完整的牙列中，当其中一颗牙受到近远中方向的殆力时，可借助邻面触点，迅速将殆力传导、分散至整个牙列。③当牙齿受到舌向外力时，由于牙冠的颊面比舌面宽，牙齿被挤向舌侧的同时，向两侧邻牙产生压力，从而将外力传导、分散。

2）邻面接触区：合适的邻面接触可防止食物嵌塞，在其龈方形成牙间立体空间，保护龈乳头。牙齿依靠邻面接触彼此支持，可传导、分散殆力。在邻面接触区周围形成外展隙，磨碎的食物及时排溢进入固有口腔，可减轻食物对此区域的垂直压力。

3）牙齿的倾斜排列：上、下颌牙齿倾斜排列，形成覆殆、覆盖，可保护唇（颊）、舌软组织在咀嚼食物时不被咬伤。下颌后牙向舌侧倾斜，与翼内肌的收缩方向一致；下颌后牙向近中倾斜，与咬肌的收缩方向一致。使牙齿受到的力接近轴向，有利于牙周健康。

（2）效率机制

1）覆殆、覆盖：牙齿按一定倾斜规律排列后，上颌颊尖覆盖于下颌后牙的颊侧，下颌舌尖覆盖于上颌后牙的舌侧，增加后牙殆面牙尖交错位与功能运动过程中的接触面积，提高咀嚼效率。

2）外展隙：殆外展隙既是食物的排溢通道，也是重要的咀嚼区域，邻面接触区紧密接触，使得殆外展隙与对颌牙尖形成小的杵臼结构，便于容纳、捣碎食物，提高咀嚼效率。

3）选择性咬合接触：指上、下颌牙齿行使咀嚼功能时，并不是所有牙齿同时接触，而是依据切、撕、捣、磨不同功能选择区域性接触的总称。有人也称之为"成组性接触"或"交替性接触"。切牙切割食物时，只有切牙接触，后牙离开；尖牙撕裂食物时，只有尖牙接触，其余牙齿不接触；捣碎食物时，只有后牙接触，前牙不接触。这种选择性咬合接触不仅可以减少肌肉不必要的收缩，防止肌肉做无用功，而且可以保持功能运动顺畅。

（3）导向机制

1）牙齿导向：前牙引导下颌做功能运动，后牙无咬合接触，减少了运动时的摩擦阻力。

2）关节导向：前牙舌面与后牙殆面的形态与髁突在关节窝内的运动方向、角度协调一致，从而保证下颌运动无干扰。

3）殆曲线：纵殆曲线适宜的曲率，可保证下颌做前伸运动时，后牙区产生克里斯坦森间隙，运动无干扰；横殆曲线适宜的曲率，可保证下颌侧方运动时，非工作侧产生克里斯坦森间隙，运动无干扰。

持久耐用、省力高效、运行顺畅三种机制是相互联系、相互影响的，咀嚼系统各元素的很多形态特征其实与三种机制均有关系，如下颌功能运动时，有功能的牙齿接触，无功能的牙齿不接触，这种选择性咬合接触既可以保护牙齿免受不必要的力，减少磨损，使之持久耐用；同时也减少肌肉收缩及运动时的阻力，使接触区牙齿省力高效地完成咀嚼任务；运动阻力减少也有利于下颌运行顺畅。这一特点同时体现了三种机制。

再如点式殆触点同样与三种机制相关。咀嚼食物时，殆触点位置不断地交替改变，类似球面之间的滚动式接触，可减少牙齿磨损，而且点式殆触点滑行阻力小，使得牙齿承受较小的非轴向力，有利于保护牙周组织，实现持久耐用；点式接触在咀嚼食物时切割效率更高，更容易破碎食物，同时殆面的多点式接触，使其更粗糙，有利于磨碎食物，体现出省力高效的特点;点式殆触点周围形成较大的自由空间,不易产生殆干扰,使下颌运行顺畅。

持久耐用、省力高效、运行顺畅三种实现机制是三个有力的抓手。它们把牙与牙、牙与颌骨、颞下颌关节及其他元素间乍看杂乱无章的关系,经过逻辑性梳理形成三股绳,再拧成一股绳——优质咬合。牢牢抓住优质咬合这一核心理念,就能从功能角度深刻理解咀嚼系统各元素的形态特征及各元素之间的相互关系、相互影响。

三、教学法的应用——四步法

牛东平、原双斌"举纲张目"殆学教学法中提到:"殆学实际上是对牙齿等咀嚼系统各元素形态及相互关系的功能性解读和践行。"解读和践行是个"过程",没有过程就没有结果。而过程通常是枯燥的,结果却往往是丰富的。只想着美好的结果,而不重视过程,结果只能是愿望。鉴于此,我们提出"四步法"(图1-6)学习过程,是对教学法的具体应用。

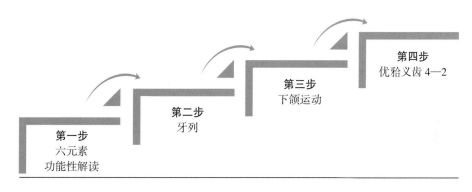

图1-6 四步法

殆学是一门充满着与辩证法相关的学科。课程顶层设计的逻辑性很重要。四步法呈梯形,由简到繁、由表及里、由此及彼、透过现象看本质、普遍联系,每一步学习都采用"举纲张目"的方法,让学习过程更容易、更顺畅。

(一) 咀嚼系统各元素功能解读

学习第一步:对咀嚼系统六个元素进行功能解读。解读的目的是逐个发掘各元素的形态特点体现什么功能,用"举纲张目"殆学教学法进行归纳总结。它位于阶梯的最底层,是殆的基础。

(二) 牙列

学习第二步:解读牙列的形态与功能。牙列是殆的功能主体结构,所有的咬合功能均在上下颌牙齿之间实现。牙列由牙、牙周和颌骨三个元素构成,本质上是三个元素的"复合体"。它以颌骨为载体,在颌骨上按特定位置排列,上下颌各自成为一个独立的功能单位。该阶段的学习重点是用"举纲张目"殆学教学法解读牙、牙周和颌骨之间、牙与牙之间、上下颌牙列间的静态关系。

(三) 下颌运动

学习第三步:解读下颌运动。静止的牙列是没有功能的。功能的实现必须依赖动力源——肌肉,运动枢纽——颞下颌关节,以及控制系统——神经系统。该阶段的学习重点是用"举纲张目"殆学教学法解读关节、肌肉和神经系统三元素相对于牙列的动态关系。这一步是殆最精彩和最重要的部分。咀嚼系统所有元素悉数登场,如果将殆比喻为一幕剧,前面两步是序幕,这一步才是高峰。

到此,咀嚼系统可实现其全部生理功能。

(四) 4—2 路径

学习第四步:制作优殆义齿的 4—2 路径。

如果将殆学比喻为一棵大树,第一、第二步为树根,第三步是树干,第四步则是开花结果的树枝。

为了更好地进行义齿修复,从形态及功能范围达到理想的程度,即持久耐用、省力高效和运行顺畅,则必须收集大量信息。

采用均值型、简易殆架进行义齿修复时,只能模拟简单的下颌运动。对义齿而言,恢复缺失牙齿的殆面形态是最重要的,它却爱莫能助。牙齿的殆面形态与颞下颌关节结构及运动有着千丝万缕的联系。前牙舌面,后牙牙尖高度、斜度、方向,殆面窝的深浅等均由关节窝前斜面和内侧斜面形态等因素所决定。本质上,颞下颌关节的形态和运动特点都体现在殆面上,它们之间如影随形,殆罗盘理念依此应运而生。有人直白地说,与其称为个性化殆,毋宁称为个性化颞下颌关节。人类几百万年的进化,颞下颌关节与牙列形成功能共同体,形态匹配,理在其中。

而颞下颌关节形态与牙齿殆面形态之间的这种关系,能否指导恢复缺失牙的殆面形态?殆架能否承载这一任务?要想实现优殆义齿这一目标,必须解决以下三个问题:

1. 上颌相对于颅底的位置 每个人上颌相对于颅底的三维位置都不同,其与颞下颌关节的相对位置也是变化的,必须加以确定后,殆平面倾斜角度与每颗牙齿纵向、横向运动弧的半径才能随之确定,这些是恢复殆面形态的基础。

2. 下颌相对于上颌的位置 牙尖交错位是静态殆的代表性颌位,各种咬合力在此位置达到平衡,是所有功能性运动的起点和归宿。当牙齿缺失后,牙尖交错位无法确定时,需要参考正中关系位。

3. 颞下颌关节形态信息的传递 牙齿缺失后,对殆面形态的恢复既是重点也是难点。颞下颌关节形态是主要影响因素,但它无法用口腔印模的方法直接得到,只能通过间接法。

我们视面弓为"定海神针",其体现着多重功能的叠加,对目标实现有决定性意义。后二前一的三点一面(后二指双侧髁突中点,前一指每种面弓特定参考点,一面指由上述三点确定的参考平面)锁定了每个人上颌与颅底的三维位置。两线两角(髁突的前伸和侧方运动两条线和两线与参考平面之间的夹角)即髁突的前伸运动和侧方运动与参考平面形成的前伸和侧方髁道斜度。这些是确定殆面形态的依据。

上颌相对于颅底的三维位置确定后,应利于颌位关系记录把患者的上下颌模型准确对位于牙尖交错位或正中关系位,准确的静态颌位记录关系到优殆义齿修复的成败。

殆架发明于 1800 年,1887 年 Hayes 发明的面弓问世。关于殆架的选择,通常选用均值型殆架或简易殆架。有人形容,用这类殆架制作义齿如同让全世界人穿同一码鞋,对绝大多数人来说是不合脚的,偶尔遇到合脚的也纯属偶然。此话多数人未必认同,原因是不用面弓的患者照样把义齿戴走了,很多人还是"满意而归"!这里有个误区:牙尖交错位及功能运动时,牙齿间产生的咬合误差在几十微米到数百微米,一般经过临床医师调殆后,多数义齿可以让患者戴走。但医师所调磨的正是技师精准恢复的殆面形态。医师花较多时间调殆,把殆面形态"改造"得面目全非,不仅破坏正常的咬合关系,同时,重新建立的咬合关系未必能实现有效的接触,往往效率低下,并且无法实现殆力平衡。轻者形成潜在的殆干扰,重者会引起医源性疾患。这些情况,临床上屡见不鲜。面弓的使用正是为了改变这种状况。同时应选择与之相匹配的、结构更复杂、功能更全面的可调式殆架。

因此,优质咬合的实现需要应用面弓 - 可调式殆架体系,为使大家易理解、好记忆,简称4—2 路径,其含义包括:

1—2 两种职业:指医师与技师两种职业人员参与,强调医技合作。

2—2 两种器械:指使用两种器械,即面弓和殆架。面弓既是信息载体,也是信息传递者。殆架既是信息接收者,也是模拟下颌运动的工具。它们在颞下颌关节形态信息传递中起桥梁作用(图 1-7)。

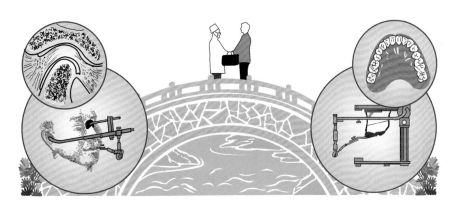

图 1-7 4—2 路径中,"面弓 - 殆架"桥梁作用示意图

3—2 两种运动:指髁突的两种主要功能运动,即前伸运动和侧方运动。其运动轨迹与参考平面形成相应的夹角:前伸髁道斜度及侧方髁道斜度(Bennett 角),并在殆架铰轴上设置。

4—2 两种参数:指利用殆架上设置的髁导斜度及切导斜度两个参数,恢复义齿殆面形态。

4—2 路径义齿制作方法,体现"量体定做"和"精益求精"。4—2 路径固然重要,并非是优质咬合技术的全部,但它绝对是不可或缺的基础。就制约殆面形态因素而言,也绝非限于切导斜度及髁导斜度,但它们既是主要的,也是比较切实可行的。伴随着我国由制造大国步入制造强国,不仅机械面弓应用会逐渐普及,电子面弓的应用也会渐渐升温。

持久机制、效率机制、导向机制是实现优质咬合的三种必要因素,将这一理念渗透到义齿制作的所有环节,高质量义齿的产生自在情理之中。

(牛东平 原双斌)

第二章 基础知识

人体正常的生命活动是由组成人体的细胞、组织、器官和系统行使不同的生理功能,以及各系统相互联系、配合,共同完成的。解剖学(anatomy)的任务就是揭示构成人体的这些细胞、组织、器官以及系统的组成和形态结构。结构与功能相适应是生物学的基本观点,其含义是,一定的解剖结构产生与之相适应的功能,任何功能都需要一定的结构完成。例如,磨牙𬌗面上有凹凸不平的结构,该结构就是牙齿发挥咀嚼功能的条件。

口腔医学技术是医学技术的一个分支。深入研究机体的结构,是理解机体功能的前提。因此,有必要学好解剖学等相关的医学基础知识。

牙是直接行使咀嚼功能的器官,咀嚼过程虽然需要在口颌系统其他元素(如神经、肌肉、颌骨、关节等)的配合下共同完成,但牙无疑是其中非常重要的一个元素。牙具有以下特点:①数目多;②形态复杂;③直接与食物接触;④直接暴露于口腔;⑤容易因外伤、疾病造成牙体缺损或缺失。正是因为牙的这些特点,我们应该对牙体形态与功能给予足够的重视,尤其对于口腔医学技术专业而言,更应如此。

第一节 牙 的 演 化

自然选择是生物进化的动力,生物的演化过程源远流长。在物种演化(phylogenesis)和个体发育(ontogenesis)过程中,为适应不断变化的环境及生存发展的需要,生物体自身的形态也不断发生变化。同样,牙齿的形态也经历了一个复杂的演化过程。肉食、草食、杂食等各种动物的牙齿,由于功能不同而形态各异。

一、鱼纲

鱼类牙主要用于捕食,无咀嚼功能。全口牙的
形态基本相同,呈向后弯曲的三角形或单锥体形,故称为同形牙(图 2-1)。同时在每一个牙的舌侧,均有若干后备牙,牙缺失后由后备牙补充,终生不止,故称为多牙列。牙数极多,除生长在上下颌骨之外,还分布于腭、翼、犁等骨的表面,甚至舌、咽等部位。此类牙无牙根,仅借纤维膜附着在颌骨边缘,容易脱落,又称为端生牙(acrodont)(图 2-2)。

二、两栖纲

两栖纲动物(包括青蛙、蟾蜍等)的牙也是单锥体、同形牙、多牙列,但牙齿数目较鱼类减少,附着于颌骨的方式多为端生牙(acrodont)。

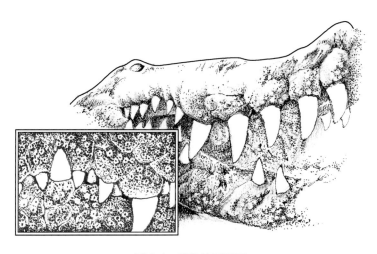

图 2-1　鳄鱼的同形牙

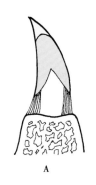 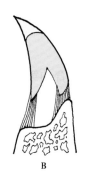 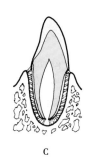

图 2-2　牙附着于颌骨的方式

A. 端生牙　B. 侧生牙　C. 槽生牙

三、爬行纲

爬行动物(包括龟、蛇、鳄鱼等)的牙齿数目较鱼类少,仍为单锥体、同形牙、多牙列,但牙已逐渐集中在颌骨上。其附着在颌骨上的方式分两类:一部分爬行动物的牙不仅基部与颌骨相连,另一侧也附着于颌骨的内缘,但无完善的牙根,成为侧生牙(pleurodont);另一类为槽生牙(thecodont),有完善的牙根,位于牙槽窝内。

四、鸟纲

现代鸟类的牙已退化,但在已灭绝的一种鸟的化石中显示,远古时期鸟是有牙的,在其上下颌骨各有一排同形单锥体牙。

五、哺乳纲

哺乳动物趋于高级,由于功能的需要,牙已进化成异形牙。可分为切牙、尖牙、前磨牙及磨牙四类。牙列数目也由多牙列(polyphyodont)变为双牙列(diphyodont),后者包括乳牙列和恒牙列。乳牙脱落后被恒牙所替代,一生只替换一次。哺乳动物的牙数明显减少,牙根为槽生牙,深埋于颌骨的牙槽窝内。

在动物由低等向高等进化的过程中,由于生活环境的变迁,牙的演化具有以下特点:

1. 牙形由单一的同形牙(homodent)向复杂的异形牙(heterodent)演化,牙数目由多变少。

2. 由多牙列向双牙列演化,牙的分布从广泛逐渐趋于集中在上下颌骨。

3. 牙根从无到有,从端生牙到侧生牙再到槽生牙。

第二节 牙的发育和萌出

牙的发育是一个连续的过程,包括牙胚的发生、组织的形成和牙的萌出。牙齿发育的过程从胚胎期一直持续到出生后数年,尤其是第二恒磨牙和第三恒磨牙的发育。与其他身体器官相比,牙齿有着最长的生长期。乳牙完成全部发育(包括萌出后牙根继续发育完成)需4年左右,而恒牙则需10年以上的时间。牙齿初期的发育在胚胎期和胎儿期,绝大部分恒牙在胎儿期形成。

一、牙胚的发生和分化

牙胚(dental germ)的发生是牙齿发育的第一阶段即初始阶段。胚胎第5周,在面部发育的同时,在未来的牙槽突区域,组织诱导原口腔上皮增生,依据颌骨的外形形成一个马鞍形的上皮带,称原发性上皮带。胚胎第7周,上皮带继续向深处生长,分化成向唇(颊)部生长的前庭板及位于舌(腭)侧的牙板(dental lamina)。牙板向深层延伸,末端细胞增生,发育成牙胚。前庭板继续向深层生长,表面上皮细胞变性消失,形成前庭沟(图2-3,图2-4)。

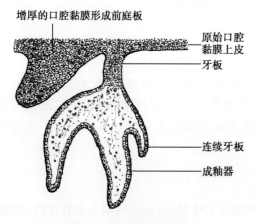

图 2-3　牙板及前庭板

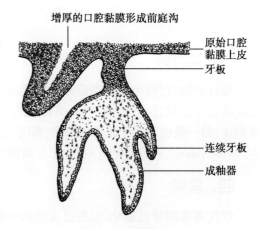

图 2-4　前庭沟形成

在此过程中,如果母体内分泌失调、患有系统性疾病或过多受到射线辐射,可使牙胚发育受到干扰,将导致单颗牙(局部)或者多颗牙(全口)缺失,出现先天无牙的症状。非正常的发育也可能导致出现额外牙,通常位于上颌中切牙之间、上颌第三磨牙的远中。额外牙比正常牙小,可能萌出或不萌出,通常是在X线检查中发现。

二、牙胚的发育

牙胚是牙齿发育的第二阶段。牙胚(tooth germ)由三部分组成,即成釉器(enamel organ)、牙乳头(dental papilla)和牙囊(dental sac)。

(一) 成釉器的发育

在牙胚的发育中,首先发育的是成釉器。根据其发育过程中形态的变化,成釉器的发育可分为蕾状期、帽状期和钟状期三个时期。

1. 蕾状期(bud stage)　约在胚胎第 8 周时,在牙板最末端的未来形成 20 个乳牙的定点位置上,上皮细胞增生形成上皮芽,形状像花蕾,这是乳牙早期的成釉器(图 2-5)。在牙弓的每一个象限内,最先发生的成釉器有四个、即乳切牙、乳尖牙、第一乳磨牙和第二乳磨牙。

在此阶段,若生长发育受到干扰,相邻的牙胚发生融合或者分裂,会导致其形态出现异常,表现为牙齿过大或过小,比较常见的是,上颌侧切牙和上颌第三磨牙。

2. 帽状期(cap stage)　约在胚胎第 9~10 周,成釉器进一步发育,上皮芽继续生长,体积增大,基部向内凹陷,形状如帽子,称帽状期成釉器(图 2-6)。在此阶段成釉器细胞大量增殖、分化为外釉上皮层(outer enamel epithelium,IEE)、内釉上皮层(inner enamel epithelium,IEE)及星网状层(stellate reticulum)三层,同时成釉器凹陷部分包围的外胚间充质细胞增生形成牙乳头;环绕在成釉器和牙乳头周围的外胚间充质排列紧密,则形成牙囊。成釉器、牙乳头和牙囊共同构成牙胚,成为牙及其支持组织的形成组织。

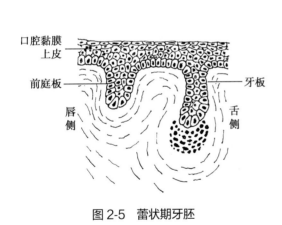

图 2-5　蕾状期牙胚　　　　　　图 2-6　帽状期牙胚

3. 钟状期(bell stage)　约在胚胎第 11~12 周,成釉器继续长大,上皮内陷加深,形似吊钟,称钟状期成釉器(图 2-7)。加深的凹面形成特定牙冠的最终形态,如切牙成釉器的凹面即为切牙形态。

(二) 牙乳头

在钟状期,成釉器内陷包围的外胚间充质组织更多,细胞分化,在内釉上皮的诱导下,牙乳头外层细胞分化为成牙本质细胞。牙乳头是决定牙形态的重要因素。

(三) 牙囊

牙囊环绕在成釉器及牙乳头的外周。牙囊内含有丰富的血管,保证所需的营养。牙囊

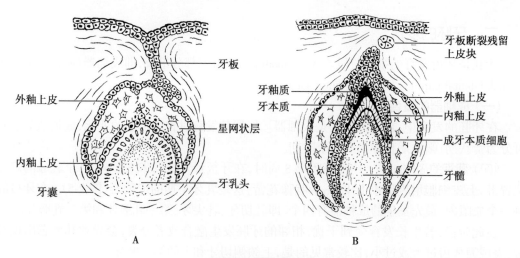

图 2-7 钟状期牙胚

A. 钟状期初期 B. 钟状期后期

内的细胞在牙根及牙周组织的形成中发挥了关键作用,分别形成牙骨质(cementum)、牙周膜(periodontium)和固有牙槽骨(cementrum)。

乳牙胚形成之后,在其舌侧,从牙板的下端形成相应的恒牙胚。第一恒磨牙的牙胚在胚胎第4个月形成;第二恒磨牙的牙胚在出生后一年形成;第三恒磨牙牙胚是在4~5岁形成。牙胚的发育从胚胎发育第6周开始,持续到出生后第4年,整个过程约5年时间。

三、牙体、牙周组织的形成

(一)牙本质的形成

钟状期晚期,成釉细胞分化成熟,诱导牙乳头形成成牙本质细胞,继而形成牙本质的有机基质,分泌到大的胶原纤维之间。基质以晶体的形式存在,随着生长发育,晶体长大并相互融合,最后形成矿化的牙本质。牙本质(dentin)是牙体硬组织中最先形成的硬组织。牙本质的形成是从生长中心开始,前牙的生长中心位于切缘和舌隆突的基底膜上。磨牙的生长中心位于牙尖处。此后牙本质的形成沿着牙尖斜面向牙颈部扩展,直至整个冠部牙本质完全形成。多尖牙则先在各自牙尖部呈圆锥状有节律的层层沉积,最后相互融合,形成冠部牙本质(图2-8)。

(二)牙釉质的形成

当牙本质形成后,内釉上皮细胞分化为有分泌功能的成釉细胞,并开始分泌牙釉质基质,基质矿化形成牙釉质(enamel)。一方面矿物质沉积到基质中,同时水和蛋白质从牙釉质中被吸收,如此反复交替,使牙釉质矿化程度达96%。牙釉质在发育的过程中,牙釉质基质不断沉积,牙冠的体积逐渐增

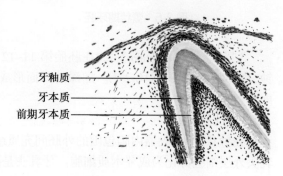

图 2-8 牙体组织的形成

从牙乳头顶端开始,牙本质、牙釉质交替形成

大。从牙本质形成开始,到牙釉质完全形成,牙冠体积增大了4倍。牙釉质发育完成后,成釉细胞、中间层细胞等与外釉上皮结合,形成缩余釉上皮。当牙齿萌出后,缩余釉上皮在牙颈部形成牙龈的结合上皮。

(三) 牙髓的形成

牙乳头是产生牙髓的原始组织,当牙乳头周围有牙本质形成时才被称为牙髓(pulp)。牙髓四周被牙本质所包绕,仅在牙乳头底部与牙囊相接。随着牙本质不断形成,牙乳头体积逐渐减少,原发性牙本质完全形成时,余留在髓腔里的富含血管、神经的结缔组织,即为牙髓。

(四) 牙根的形成

牙冠发育即将完成时,牙根(root)开始发育。内釉上皮和外釉上皮在牙颈部增生,并向未来牙根的方向生长。这些增生的上皮呈筒状结构,称为上皮根鞘。同时上皮根鞘包裹的牙乳头细胞也向牙根方向增生,形成根部的牙本质。此时包绕牙根的上皮根鞘断裂,形成网状,牙囊细胞穿过根鞘上皮,进入新形成的根部牙本质表面,分化为成牙骨质细胞。成牙骨质细胞分泌基质,矿化形成牙骨质(图2-9)。

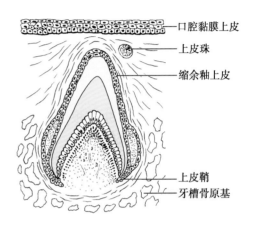

口腔黏膜上皮
上皮珠
缩余釉上皮

上皮鞘
牙槽骨原基

图2-9 牙根的发育

(五) 牙周膜及牙槽骨的形成

当牙根形成时,首先出现一些细的纤维束形成牙周膜(periodontrium)。此时,牙囊细胞增生活跃,在邻近牙根部的牙骨质和牙槽窝内壁,分别分化出成牙骨质细胞和成骨细胞,进一步形成牙骨质和固有牙槽骨。而多数位于中央的细胞,则分化为成纤维细胞,产生胶原纤维,部分被埋在牙骨质和牙槽骨中,形成穿通纤维。

牙槽骨(alveolar bone)是高度可塑性组织,也是人体骨最活跃的部分。它不但随着牙的生长发育、脱落替换和咀嚼压力而变动,而且也随着牙的移动而不断改建。牙槽骨具有受压力被吸收,受牵引力会增生的特性。

(六) 牙的萌出

牙的萌出是指牙齿从颌骨内向口腔方向移动,并突破颌骨和口腔黏膜达到与对颌牙接触的功能位置的过程。此过程分为萌出前期、萌出期和萌出后期。

1. 萌出前期 此期的重要改变是牙根形成时,牙胚在牙槽骨中的移动。牙胚与颌骨生长发育同时进行,因而牙与发育的颌骨保持正常的位置。在牙移动的方向上,骨组织受压吸收,在其相反的方向上骨组织受到牵引而增生,以填补空隙。多数恒牙胚在乳牙胚的舌侧发育,两者位于同一骨隐窝中。

2. 萌出期 牙的萌出开始于牙根的形成,持续到牙进入口腔达到咬合接触。牙冠突破口腔黏膜进入口腔前,牙冠表面被缩余釉上皮覆盖,该上皮能保护牙冠在萌出移动中不受损伤。牙冠萌出到口腔,一方面是牙齿本身主动沿向运动而萌出,即主动萌出;另一方面,由于缩余釉上皮与牙釉质分离,临床牙冠暴露,牙龈向根方移动完成的,即被动萌出。

3. 萌出后期 当牙萌出到咬合建立时,牙槽骨密度增加,牙周膜主纤维呈一定方向排列,附着在牙龈、牙槽嵴和牙根周围的牙槽骨上。牙萌出之初,牙根尚未完全形成,随着牙本

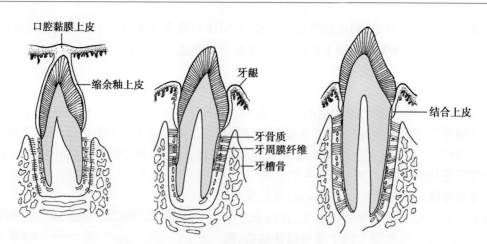

图 2-10 牙的萌出过程

质和根尖牙骨质的沉积,牙根才能完成形成,此过程需要经过 2~3 年左右(图 2-10)。

(七) 乳恒牙的交替

乳牙从 6 岁左右,陆续发生生理性脱落,到 12 岁左右,全部被恒牙所代替,此过程称为乳恒牙(primary and permanent dentition)交替。乳牙发挥功能的过程中,刺激颌骨的发育,为恒牙正常萌出提供足够的位置。如果乳牙过早脱落,导致恒牙过早萌出或异位,会造成咬合错乱。

由于颌骨内恒牙胚发育移动压迫乳牙牙根,使乳牙根部牙骨质和牙本质吸收后松动,造成乳牙脱落。因此,脱落的乳牙没有牙根,或只有极短的牙根,根面呈蚕食状。乳牙根面吸收的部位,因恒牙胚的位置不同而不同。恒前牙牙胚在相应乳牙牙胚的舌侧,随着恒牙的萌出,牙胚移动到乳前牙牙根的舌侧,近根尖 1/3 的部位,所以乳前牙牙根的吸收是从这一部位开始的。前磨牙的牙胚位于乳磨牙的牙根之间,因此,乳磨牙牙根的吸收是从根分叉处开始的(图 2-11)。

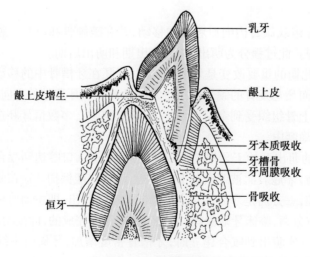

图 2-11 乳恒牙的交替

(八) 牙萌出规律

牙齿按一定的顺序萌出,主要有以下特点:

1. 乳牙列中,男孩的乳牙萌出早于女孩;恒牙列中,则相反,女孩早于男孩替换。

2. 恒牙列中,下颌牙的萌出时间早于上颌同名牙。

3. 左右同名牙对称同时萌出。

4. 牙萌出是按照一定顺序萌出,每颗牙都有比较恒定的时间性,但生理范围较宽。

综上所述,口腔颌面部及牙齿的发育过程与机体的内外环境关系密切,蛋白质、维生素、矿物质等的缺乏、机体代谢不平衡、神经系统调节紊乱等可能会导致牙的生长发育、矿化和萌出发生障碍。

第三节 相关解剖学基础

为了方便描述,并从功能角度解读牙体形态,首先需要学习解剖学基础,如相关的解剖基本术语和应用名词、牙的分类、结构、牙位记录方法等。

一、三维看人体

解剖学上描述人体各结构的形态、位置以及它们之间的相互关系时,常采用一些公认的描述用语,这些用语通常被称为人体解剖方位术语。包括上下、前后、左右等,三维立体观察、认识人体结构的形态和毗邻关系,便于学习和交流,避免误解。

确定方位术语,首先要确立标准姿势,描述任何体位时都以此为准,这个标准姿势称为解剖学姿势,即身体直立,两眼平视前方;双足并立,足尖朝前;上肢垂于躯干两侧,手掌向前。

(一) 三个轴

以解剖学姿势为准,设立三个互相垂直的轴(axis)。

1. 矢状轴 前后方向的水平线。

2. 冠状轴 左右方向的水平线。

3. 垂直轴 上下方向与水平线互相垂直的线。

(二) 三个面

按照轴线可将人体或器官切成不同的切面(plane),以便从不同角度观察人体的结构(图 2-12)。

1. 矢状面(sagittal plane) 沿矢状轴方向所做的切面,它将人体纵切为左右两部分。如该切面恰通过人体的正中线,则称为正中矢状面。

2. 水平面(horizontal plane) 沿水平线所做的横切面,它将人体分为上下两部分,与矢状面相垂直。

3. 冠状面(frontal plane) 沿冠状轴方向所做的切面,它将人体纵切为前后两部分,与矢状面和水平面相垂直。

(三) 六组术语

1. 上与下(sur/de) 描述部位高低关系的用语,头

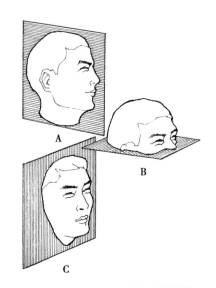

图 2-12 人体三个面(左前视图)
A. 矢状面 B. 水平面 C. 冠状面

17

部在上,足在下;因此,接近人体头部为上,远离头部为下。例如,眉毛位于眼睛之上,鼻位于眼睛之下。

2. 前(腹侧)与后(背侧)(frontal/dorsal) 靠近身体腹面为前(腹侧),靠近背侧为后(背侧)。

3. 近侧与远侧(mesial/distal) 靠近躯干的根部为近侧,远离躯干根部为远侧。这一对术语常用于四肢的描述。

4. 内与外(inner/outer) 描述结构与腔的关系术语,在腔里的为内,反之为外。

5. 内侧与外侧(medial and lateral) 以身体中线为准,靠近中线的为内侧,离中线较远的为外侧。注意与第4组术语的区分。

6. 深与浅 以身体皮肤表面为基准,离体表远,居于内部的为深,离体表近为浅。

二、牙体解剖应用名词

(一) 中线

为描述方便,假想一条线平分颅面部为左、右两等份,正常情况下,这条线通过两眼之间、鼻尖、上、下颌中切牙之间,与人体正中矢状线重合,这条线称为中线(median line)(图 2-13)。中线将牙弓分为左右对称的两部分。

(二) 牙体长轴

牙体长轴(long axis)是指沿冠根方向通过牙体中心的一条假想直线(图 2-14),常用以显示牙齿倾斜的方向。

(三) 线角和点角

牙冠上两面相交成一线,所成的角称为线角(line angle)。如前牙近中面和唇面的交角称为近唇线角。后牙的近中面和颊面相交的角称为近颊线角。

牙冠上三面相交于一点,所成的角称为点角(point angle)。后牙的近中面、颊面和𬌗面相交的角,称为近颊𬌗点角;前牙的近中面、唇面和切缘相交的角,称为近唇切点角。

(四) 牙体三等分

为了便于描述牙面上某一结构位置所在,通常将牙冠、牙根各面三等分(图 2-15)。如按近远中方向,牙冠的唇(颊)舌(腭)面可分为近中 1/3、中 1/3 和远中 1/3;按唇(颊)舌(腭)方向,则牙冠的邻面可分为唇(颊)1/3,中 1/3 和舌(腭)1/3;按切(𬌗)颈方向,牙冠的近远中面、唇(颊)舌(腭)面均可分为切(𬌗)1/3、中 1/3 和颈 1/3,牙根可分为根颈 1/3、根中 1/3 和根尖 1/3。

(五) 牙冠各面的名称

每个牙都有与牙体长轴方向一致的四个面,称为轴面;另外,还有一个与牙体长轴近乎垂直的𬌗面或切端。各面按其解剖部位来命名(图 2-16)。

1. 唇面和颊面(labial surface and buccal surface) 前牙牙冠靠近唇黏膜的一面称为唇面;后牙牙冠靠近颊黏膜的一面称为颊面。

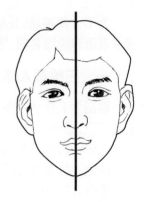

图 2-13　中线

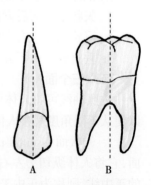

图 2-14　牙体长轴
A. 前牙牙体长轴　B. 后牙牙体长轴

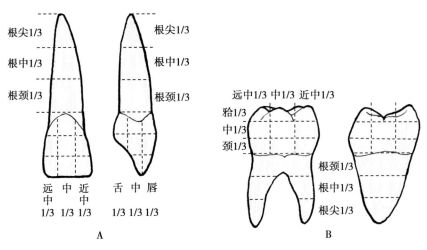

图 2-15　牙体三等分
A. 前牙牙体三等分　B. 后牙牙体三等分

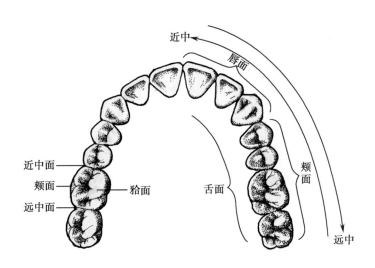

图 2-16　牙冠各面

2. 舌面和腭面（lingual surface）　前牙和后牙的牙冠靠近舌的一面称为舌面。上颌牙牙冠的舌面因靠近腭部，也称为腭面。

3. 邻面（proximal surface）　同一牙弓内，两个相邻的牙互相接触一面，称为邻面。每个牙冠都有两个邻面，离中线较近的一面为近中面；离中线较远的一面为远中面。

4. 𬌗面和切嵴（occlusal surface and incisal surface）　上、下颌后牙咬合时发生接触的一面称为𬌗面。上、下颌前牙咬合时发生对刃接触的部分舌面隆起成嵴，称为切嵴；唇面较平滑，称为切缘。

三、牙的分类

（一）根据牙在口腔内存在时间分类
根据牙在口腔内存在时间分为乳牙和恒牙。

1. 乳牙（primary teeth） 乳牙（图 2-17）是人类萌出的第一副牙列。婴儿出生 6 个月乳牙开始萌出，至 2 岁半左右萌出完全。乳牙分为乳切牙、乳尖牙、乳磨牙，共 20 颗（乳牙没有前磨牙）。出生后 6 个月至 6~7 岁之前这段时期，口腔内只有乳牙，称为乳牙列期。乳牙列期，儿童的充分咀嚼可刺激肌肉、颌骨的生长发育，是颌面部正常发育的关键时期。同时，乳牙列期也是儿童开始学习说话的重要时期，尤其是唇齿音和舌齿音。完整的乳牙列对儿童正确发音非常重要。

2. 恒牙（permanent dentition） 恒牙（图 2-18）是继乳牙脱落后萌出的第二副牙列，也是人类最终的一副牙列。一般从 6 岁左右，乳牙开始逐渐脱落，恒牙相继萌出，到 12~13 岁左右乳牙被恒牙完全替代，口腔内只有恒牙，被称为恒牙列期。恒牙分为切牙、尖牙、前磨牙和磨牙，共 28~32 颗。

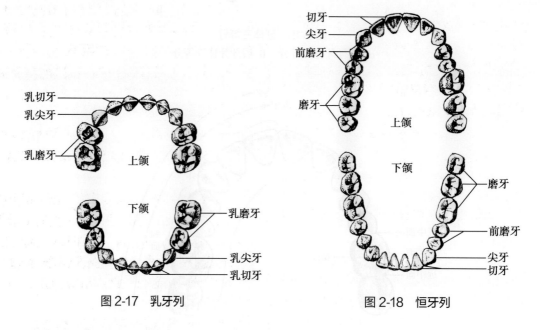

图 2-17　乳牙列　　　　　　　　　　图 2-18　恒牙列

乳牙对恒牙的正常萌出起引导作用，如果乳牙过早丧失，相邻的牙齿发生位移，恒牙会因空间不足而不能萌出到正常的位置，常造成恒牙列排列不齐。

（二）根据牙的形态与功能分类

食物进入口腔后，经过切割、撕裂、捣碎和磨细等不同工序完成咀嚼功能。因为牙的功能决定其形态，故依此分为以下四类：

1. 切牙（incisors） 切牙位于口腔前部，分为中切牙和侧切牙。上、下、左、右共 8 颗，分别为上颌中切牙（maxillary central incisors）、上颌侧切牙（maxillary lateral incisors）和下颌中切牙（mandibular incisors）、下颌侧切牙（mandibular lateral incisors）。上颌切牙呈铲形，下颌切牙呈楔形，这样的形状有利于摄取并切断食物，并且对发音及支撑唇部的丰满度有重要意义。

2. 尖牙（canines） 尖牙位于口角处，包括上颌尖牙和下颌尖牙，上、下、左、右共 4 颗。尖牙具有粗大、尖锐的牙尖，利于穿透、撕裂食物。尖牙的牙根最长，锚固于颌骨中，提供支撑。上颌尖牙还具有特殊的功能——引导下颌运动，即常说的尖牙导向，这部分内容详见第三章。

3. 前磨牙（premolars）　前磨牙位于尖牙之后，磨牙之前，上、下、左、右共 8 颗，分别为上颌第一、第二前磨牙和下颌第一、第二前磨牙。牙冠呈立方形，有一个咬合面，一般有两个牙尖，但有些下颌第二前磨牙有三个牙尖，所以称前磨牙为双尖牙并不准确。前磨牙的功能为协助尖牙撕裂食物，并帮助磨牙捣碎食物。

4. 磨牙（molars）　磨牙位于前磨牙之后，上、下、左、右共 12 颗，牙冠呈立方形，体积远大于前磨牙，有一个宽大的咬合面，结构复杂，像磨盘，有 4~5 个牙尖，其主要功能是磨细食物。分别为上颌第一磨牙、第二磨牙、第三磨牙和下颌第一磨牙、第二磨牙和第三磨牙。第三磨牙一般在 18~20 岁萌出。随着咀嚼器官的进化，第三磨牙形态变异较大，甚至先天缺失。所以，恒牙数目在 28~32 颗之间都属正常。

根据牙的形态和功能特点，乳牙可分为乳切牙（共8颗）、乳尖牙（共4颗）和乳磨牙（共8颗）三类。

牙齿由于位置、形态不同，行使的功能也不同。反过来说，正因为需要行使各自不同的功能，才决定了它们具有各种各样的形态。这符合"功能决定形态，形态体现功能"的法则，是生物进化的必然结果。

（三）根据牙在口腔中的位置分类

临床上通常以口角为界，位于口角之前的称为前牙，包括中切牙、侧切牙和尖牙。位于口角之后的称为后牙，包括前磨牙和磨牙。

四、牙的结构

（一）牙的外部结构

从离体牙的外部观察，牙可分为牙冠、牙根和牙颈三部分（图 2-19）。

1. 牙冠（dental crown）　牙冠是显露于口腔，被牙釉质覆盖的部分，是发挥咀嚼功能的主要部分，有解剖牙冠和临床牙冠之分。解剖牙冠是指牙体表面被牙釉质覆盖的部分，牙冠和牙根以牙颈为界。临床牙冠是指暴露于口腔的牙体部分，牙冠和牙根以牙龈缘为界。正常健康的牙齿，特别是青少年的牙冠，其解剖牙冠多长于临床牙冠。随着年龄的增长，或牙周组织的病变，牙龈常发生萎缩，部分牙根也暴露于口腔，这时临床牙冠长于解剖牙冠。描述天然牙的解剖形态时所说的牙冠均指解剖牙冠。

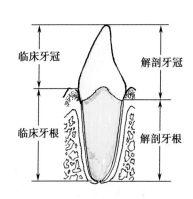

图 2-19　牙的外部结构

2. 牙根（dental root）　牙根是埋于牙槽骨内，被牙骨质覆盖的部分，是牙体的支持部分，有解剖牙根和临床牙根之分。解剖牙根是指被牙骨质覆盖的部分，牙根与牙冠之间以牙颈为界。临床牙根是指牙体在口腔内见不到的部分，牙根与牙冠之间以牙龈缘为界。

牙根的形态和数目随功能而有所不同。根据"功能决定形态，形态体现功能"的法则，后牙功能复杂，承受𬌗力较大，多有 2~3 个根；前牙功能简单，承受𬌗力较轻，一般为单根。根尖在牙槽骨内的弯曲方向也多与𬌗力方向有关，以便能承受更大的力。

3. 牙颈（dental cervix）　牙冠与牙根的交界处为牙颈，因其为一弧形曲线，也称颈线或颈缘。一般在牙的唇（颊）、舌面，颈缘凸向牙根，在邻面凸向牙冠。前牙颈缘曲度较大，后牙相对较平缓。前牙均为单根,颈缘在邻面以较大的曲度凸向牙冠,可使牙根尽可能多地埋入牙槽骨,以增加固位力。颈缘一般被牙龈覆盖,牙龈萎缩时,颈缘则暴露于口腔。

(二) 牙的剖面结构

从牙体的纵剖面可见牙体由三种硬组织和一种软组织组成,即牙釉质、牙骨质、牙本质和牙髓(图 2-20)。

1. 牙釉质(enamel) 牙釉质是构成牙冠表层的硬组织,呈白色半透明状,是牙体组织中高度钙化的最坚硬的组织,也是人体最坚硬的组织,洛氏硬度值为 340kHN。牙体部位不同,牙釉质的厚度也不同。一般在牙冠切端或牙尖处最厚,向牙颈部逐渐变薄。上、下颌牙齿咬合接触的位置,均有牙釉质隆起,以增加强度,使牙齿能抵抗咀嚼压力而不致破碎;同时也更耐磨,确保持久耐用。

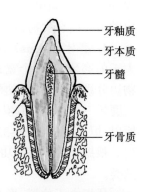

图 2-20 牙的剖面结构

另外,牙釉质表面光滑,食物残渣、细菌等不易在其表面存留,具有良好的自洁功能,不易龋坏。

牙釉质主要成分是含钙、磷离子的羟基磷灰石晶体;按体积计算,牙釉质中无机物占86%,有机物占 2%,水占 12%。有机物主要是蛋白质和脂类,主要作用是调控牙釉质晶体生长,也可能具有粘结晶体的作用。牙釉质的基本结构是釉柱,釉柱是细长的柱状结构,起自釉牙本质界,放射状贯穿牙釉质全层至牙表面。在窝沟处,釉柱从釉牙本质界向窝沟底部集中,在牙颈部釉柱排列成水平状。釉柱的全程并不完全是直线,近牙表面 1/3 较直,称直釉,剩余近釉牙本质界的 2/3 弯曲,称绞釉。

光镜下,釉柱纵断面上可见规律的横纹,横纹间距 4μm,其间的距离相当于牙釉质每天形成的量。肉眼或放大镜下观察,牙釉质表面有许多呈平行排列并与牙长轴垂直的浅纹,环绕牙齿,相互间隔 30~100μm,在牙颈部尤为明显。这些横纹是釉柱生长到达牙表面的位置。釉柱横纹、釉面横纹是牙节律性生长发育的现象(图 2-21、图 2-22)。

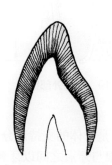
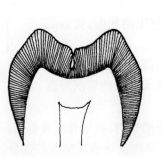
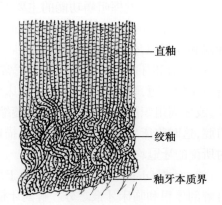

图 2-21 釉柱的排列方向　　图 2-22 绞釉

牙釉质的晶体之间有细小的缝隙,分布着有机物和水分,是牙釉质的营养通道。釉柱的排列方向也具有一定意义,绞釉的排列方式可增强牙釉质的抗剪切强度,咀嚼时不易劈裂。

2. 牙本质(dentin) 牙本质是指构成牙齿主体部分的硬组织,位于牙釉质与牙骨质内层,分布于牙冠部和牙根部,呈淡黄色。冠部表面覆盖牙釉质,根部表面覆盖牙骨质。其硬度比牙釉质低,但比牙骨质和骨组织高。具有一定的弹性,当表面的牙釉质受力过大时,可起到一定的缓冲作用,从而保护牙釉质不破碎。

成熟的牙本质按体积计算,无机物占50%,有机物占30%,水占20%。牙本质无机物主要也是羟基磷灰石晶体,但其晶体比牙釉质中的小。牙本质主要由牙本质小管、成牙本质细胞突起和细胞间质所组成,包绕在牙髓外围。由于牙本质和牙髓在胚胎发生和功能上关系密切,故经常将两者合称为牙髓牙本质复合体。

3. 牙骨质(cementum) 牙骨质是指覆盖于牙根表面的硬组织,呈淡黄色。牙骨质借助附着其上的牙周膜,将牙牢牢地固定在牙槽窝内。受到外力时,牙骨质可增生、沉积形成继发牙骨质,以适应牙周膜的改建和附着,保证牙的稳定。牙骨质是牙和牙周组织联系的重要结构。

4. 牙髓(pulp) 牙髓是牙体组织中唯一的软组织,是一种疏松结缔组织,内含丰富的血管、神经和淋巴管,位于由牙本质围成的牙髓腔内。其主要功能是形成牙本质,同时具有营养、防御和修复功能。当进行牙髓摘除术或牙髓坏死后,牙体组织失去营养的供给,颜色变暗、质地变脆,易发生牙体劈裂。

五、牙位记录

临床工作中为便于描述牙齿的部位及名称,常用一些符号来表示。下面介绍几种常用的临床牙位记录法。

(一) 部位记录法

1. 牙弓分区(dental arch division) 临床检查时,医师面对患者,用将颅面部左、右两等分的中线和与之垂直的水平线,把患者的牙列分为上、下、左、右对称的四个区,记录牙位。书写时,以"十"符号将上、下颌牙弓分为四个象限。横线区分上、下颌,竖线区分左、右侧。"⌐"代表患者的右上区,称A区;"⌐"代表患者的左上区,称B区;"⌐"代表患者的右下区,称C区;"⌐"代表患者的左下区,称D区。

$$\frac{A\ |\ B}{C\ |\ D}$$

2. 牙位记录(coding teeth)

(1) 乳牙牙位记录(coding primary teeth):乳牙牙位记录采用罗马数字Ⅰ~Ⅴ分别代表乳中切牙至第二乳磨牙,书写如下:

上

右 $\dfrac{Ⅴ\ Ⅳ\ Ⅲ\ Ⅱ\ Ⅰ\ |\ Ⅰ\ Ⅱ\ Ⅲ\ Ⅳ\ Ⅴ}{Ⅴ\ Ⅳ\ Ⅲ\ Ⅱ\ Ⅰ\ |\ Ⅰ\ Ⅱ\ Ⅲ\ Ⅳ\ Ⅴ}$ 左

第二乳磨牙 第一乳磨牙 乳尖牙 乳侧切牙 乳中切牙

下

例如:右侧上颌乳中切牙可记录为"Ⅰ|"。

（2）恒牙牙位记录（coding permanent teeth）：恒牙牙位记录用阿拉伯数字 1~8 分别代表恒牙的中切牙至第三磨牙，牙位越靠近中线数字越小，如中切牙为 1，反之，牙位越远离中线，则数字越大，如第三磨牙为 8，书写如下：

上

右 | 8 7 6 5 4 3 2 1 | 1 2 3 4 5 6 7 8 | 左
| 8 7 6 5 4 3 2 1 | 1 2 3 4 5 6 7 8 |

第三磨牙　第二磨牙　第一磨牙　第二前磨牙　第一前磨牙　尖牙　侧切牙　中切牙

下

例如：左侧上颌中切牙可记录为"$\underline{1}$"，右下第一磨牙可记录为"$\overline{6|}$"。

（二）国际牙科联合会系统

国际牙科联合会系统（Federation Dentaire International system，FDI 系统）采用两位数字记录牙位，十位数代表牙所在的象限以及乳牙或恒牙，个位数代表牙的排列序位。也用"十"符号将牙弓分为四个区，恒牙四个区的代号为 1、2、3、4，乳牙为 5、6、7、8，即：

$$\frac{1X \mid 2X}{4X \mid 3X} \qquad \frac{5X \mid 6X}{8X \mid 7X}$$

每颗牙都用一个特定的两位数来表示，无一重复，特别适用于电子病历记录。

1. 恒牙记录如下：

上

右 | 18 17 16 15 14 13 12 11 | 21 22 23 24 25 26 27 28 | 左
| 48 47 46 45 44 43 42 41 | 31 32 33 34 35 36 37 38 |

下

如 26 表示左上颌第一磨牙。

2. 乳牙记录如下：

上

右 | 55 54 53 52 51 | 61 62 63 64 65 | 左
| 85 84 83 82 81 | 71 72 73 74 75 |

下

如 51 表示右上颌乳中切牙，63 表示左上颌乳尖牙。

（三）通用编号系统

1. 恒牙牙位记录　通用编号系统（universal system）采用阿拉伯数字 1~32，将每颗恒牙都用固定的编号来表示。右上颌第三磨牙定为 #1，上颌牙依次由右向左编号，左上颌第三磨牙则为 #16；而下颌牙从左向右编号，即左下颌第三磨牙为 #17，右下颌第三磨牙为 #32，整体按照顺时针的顺序。恒牙牙位记录如下：

$$
\begin{array}{c}
上 \\
右\ \dfrac{1\quad 2\quad 3\quad 4\quad 5\quad 6\quad 7\quad 8\ \big|\ 9\quad 10\quad 11\quad 12\quad 13\quad 14\quad 15\quad 16}{32\quad 31\quad 30\quad 29\quad 28\quad 27\quad 26\quad 25\ \big|\ 24\quad 23\quad 22\quad 21\quad 20\quad 19\quad 18\quad 17}\ 左 \\
下
\end{array}
$$

2. 乳牙牙位记录　乳牙采用同样的顺序编号,只是改用英文字母 A~T 来表示。乳牙牙位记录如下:

$$
右\ \dfrac{A\quad B\quad C\quad D\quad E\ \big|\ F\quad G\quad H\quad I\quad J}{T\quad S\quad R\quad Q\quad P\ \big|\ O\quad N\quad M\quad L\quad K}\ 左
$$

例如:H 表示左上颌乳尖牙。

（孙小菊）

思考题

1. 简述牙附着于颌骨的方式。
2. 简述牙的演化具有的特点。
3. 简述成釉器的发育过程。
4. 简述牙萌出的过程及规律。
5. 简述人体的三个平面。
6. 简述牙的分类方式。
7. 简述牙的结构。
8. 简述常用牙位记录方法。
9. 按牙列不同分类方法填空。

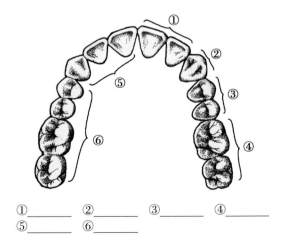

①_____　②_____　③_____　④_____
⑤_____　⑥_____

10. 名词解释
(1) 中线
(2) 牙体长轴

（3）线角和点角
（4）唇（颊）面
（5）舌（腭）面
（6）邻面
（7）𬌗面
（8）切嵴

第三章 牙体形态与功能

牙齿是口颌系统中的一个重要元素,其形态结构是为了适应口颌系统、完成咀嚼食物的功能进化而来的。不论是整体结构,还是细微结构,都充分体现了"功能决定形态,形态体现功能"的法则。作为口腔科技师,应该从功能的角度解读牙齿的形态,熟练掌握牙齿的整体和细微结构,并了解这些不同形态结构的特定功能,以便为患者制作出符合功能需求的义齿。

人类的牙齿兼具草食和肉食动物的特点,形态复杂,尤其咬合功能面(前牙舌面、后牙𬌗面)的形态,主要由颞下颌关节的结构决定,每个人都不相同。虽然牙齿形态具有个体的差异,或因不同程度的磨耗而有所不同。但口腔科技师设计牙齿形态时,必须充分了解正常的牙齿形态与功能,努力使其达到理想状态,最大限度的恢复咀嚼、发音及美观等功能。

第一节 牙的一般形态特征

一、牙冠表面解剖标志及功能

(一) 突起部分

1. 牙尖(dental cusp) 牙冠表面近似锥体形的显著隆起称牙尖(图 3-1)。由四条嵴、四个斜面构成,通常位于尖牙的切端、前磨牙和磨牙的𬌗面。四条嵴为唇(颊)轴嵴、舌轴嵴(位于后牙牙尖𬌗面上时称为三角嵴)、近中牙尖嵴、远中牙尖嵴;四个斜面为近中唇(颊)斜面、远中唇(颊)斜面及近中舌斜面、远中舌斜面。

尖牙只有一个牙尖,较锐利,利于穿透、撕裂食物。后牙具有颊侧和舌侧双排牙尖(图 3-2)。可以认为舌尖是由前牙舌隆突演化而来的。双排牙尖可更有效地咀嚼食物,增加咀嚼效率。2~5 个数量不等的牙尖构成后牙𬌗面的框架,使𬌗面具有斜方形、长方形、卵圆形等不同的形状,以适应牙列不同区段的功能,并区分各个牙齿。

从邻面观察,可以看到后牙的颊、舌

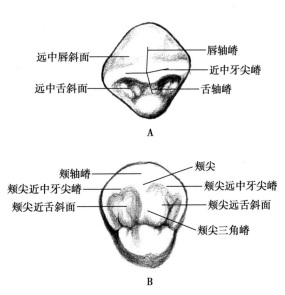

图 3-1 牙尖的嵴和斜面

A. 右侧上颌尖牙 B. 右侧下颌第一前磨牙

图中标注:
A图:远中唇斜面、远中舌斜面、唇轴嵴、近中牙尖嵴、舌轴嵴
B图:颊轴嵴、颊尖近中牙尖嵴、颊尖近舌斜面、颊尖、颊尖远中牙尖嵴、颊尖远舌斜面、颊尖三角嵴

尖具有不同的形状。上颌后牙的颊尖和下颌后牙的舌尖呈锐棱形,占牙冠颊舌径的 40% 左右,被称为引导尖(又称剪割尖),主要任务是辅助剪切食物,以及保护颊、舌软组织不被咬伤。上颌后牙的舌尖和下颌后牙的颊尖明显圆钝,而且也明显宽于对应的颊尖和舌尖,占牙冠颊舌径的 60% 左右,被称为支持尖(又称捣碎尖)。支持尖成小球状,咀嚼食物时,与对颌牙的中央窝或边缘嵴接触,将食物捣碎(图 3-3)。

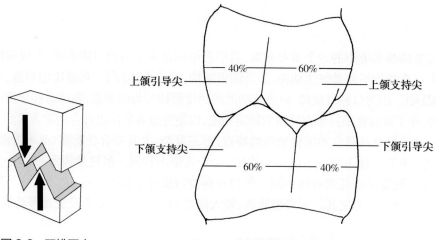

图 3-2 双排牙尖　　　　图 3-3 支持尖和引导尖的宽度比较

支持尖(上颌舌尖、下颌颊尖)从外形高点向𬌗面聚合,减小𬌗面的面积,以便使𬌗力沿牙体长轴方向传递,减少侧向力,从而保护牙周组织,确保牙持久耐用。

2. 嵴(ridge) 牙冠表面细长形的牙釉质隆起称为嵴。根据其位置、形状和方向,可分为切嵴、牙尖嵴、边缘嵴、三角嵴、横嵴、斜嵴、轴嵴、颈嵴等。

(1) 切嵴(incisor ridge):位于切牙切缘舌侧横向长条形的牙釉质隆起,具有切割功能。随着功能性磨耗,切嵴逐渐被磨平,形成切斜面(图 3-4)。

(2) 边缘嵴(marginal ridge):位于前牙舌面近远中边缘及后牙𬌗面边缘的长条形牙釉质隆起(图 3-4)。

上颌前牙舌面边缘嵴是下颌运动的导向结构,其倾斜度与曲率可影响下颌前伸及侧方运动的轨迹。

后牙边缘嵴参与围成𬌗面,可聚拢食物,使之易于咀嚼。两邻牙的边缘嵴之间形成𬌗外展隙,对颌牙尖即咬合于此,可咀嚼食物并排溢食物至固有口腔。

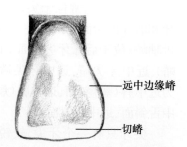

图 3-4 前牙舌面切嵴、边缘嵴

(3) 牙尖嵴(cusp ridge):从牙尖顶分别斜向近、远中的嵴(图 3-5)。

尖牙的近、远中牙尖嵴构成切嵴。后牙颊尖和舌尖的近、远中牙尖嵴分别组成颊𬌗边缘嵴和舌𬌗边缘嵴,是颊、舌面与𬌗面的分界。支持尖(上颌舌尖和下颌颊尖)的牙尖嵴较圆钝;引导尖(上颌颊尖和下颌舌尖)的牙尖嵴较锐利。

(4) 三角嵴(triangular ridge):从后牙牙尖顶出发,伸向𬌗面中央的细长形牙釉质隆起(图 3-5)。

不同的牙尖因位置、功能不同,三角嵴的形状也各不相同。以三角嵴顶为界,分为近中斜面和远中斜面,均为向心性斜面。在咀嚼食物的过程中,这些斜面可引导、控制下颌回到运动起始位,使上、下颌咬合稳定。斜面上突起的球面结构与对颌牙形成咬合接触点。这样,在𬌗面上均匀分布多个接触点,使得上、下颌间形成稳定且咀嚼效率较高的咬合关系。

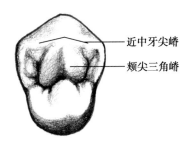

图3-5 牙尖嵴、三角嵴

（5）横嵴（transverse ridge）:下颌第一前磨牙颊尖三角嵴与舌尖三角嵴横过𬌗面相连形成横嵴（图3-6）。横嵴只存在于下颌第一前磨牙,是其𬌗面的重要特征。上颌第一前磨牙舌尖咬合于横嵴的远中,可阻止下颌过度后退,从而保护颞下颌关节的健康。

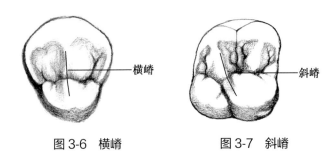

图3-6 横嵴　　　　　图3-7 斜嵴

（6）斜嵴（oblique ridge）:上颌第一磨牙近中舌尖三角嵴与远中颊尖三角嵴斜行相连形成斜嵴（图3-7）。斜嵴是上颌第一磨牙𬌗面的重要解剖标志。斜嵴构成其中央窝的远中边界,可聚拢食物。下颌第一磨牙远中颊尖咬合于斜嵴的近中,在儿童替牙期下颌第一前磨牙萌出之前,可起到阻止下颌过度后退的作用。

（7）轴嵴（axial ridge）:轴面上从牙尖顶伸向颈部的纵形隆起,称为轴嵴（图3-8）。位于尖牙唇面、后牙颊面的称为唇（颊）轴嵴,支撑唇、颊部的丰满度,增强牙尖的强度。位于舌面的称为舌轴嵴。尖牙舌轴嵴在下颌侧方运动中起引导作用,除了发挥撕裂功能的尖牙有咬合接触,其他牙齿都脱离咬合接触,从而避免受到非轴向力的损伤,影响下颌运动的顺畅。

（8）颈嵴（cervical ridge）:牙冠的唇、颊面上颈1/3处沿颈缘部位微突的长形牙釉质隆起,称为颈嵴（图3-9）。其恰当的突度,可使食物滑过牙面后,轻微按摩牙龈,保持牙龈健康。

（9）副嵴（secondary ridge）:𬌗面上还存在小的副嵴,被不规则的、浅的副沟分开,使𬌗面

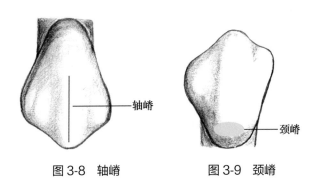

图3-8 轴嵴　　　　　图3-9 颈嵴

更加的凹凸不平,增加粗糙度,提高咀嚼效率(图 3-10)。

3. 舌隆突(cingulum) 前牙舌面近颈 1/3 处的半月形隆起,称为舌隆突(图 3-11),是前牙的解剖特征之一。舌隆突使颈部牙体组织增厚,增加强度,保护软组织。

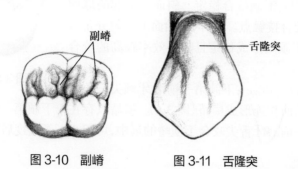

图 3-10 副嵴　　　　图 3-11 舌隆突

4. 结节(tubercle) 牙冠上牙釉质过度钙化而形成的小突起,可在𬌗面或切牙切缘见到。切牙初萌时切缘上所见的结节又称为切缘结节,随着牙的磨耗而逐渐消失。

5. 外形高点(height of contour) 牙冠各轴面最突出的部分(图 3-12)。所有外形高点的连线称为外形高点线。前牙唇、舌面及后牙颊面的外形高点均在颈 1/3,后牙舌面则在中 1/3。

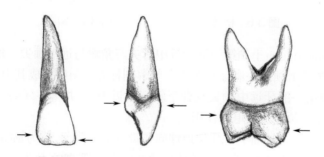

图 3-12 外形高点

牙冠颊、舌面的外形高点恰当的突度,有利于食物经过牙面后轻轻摩擦牙龈表面,对牙龈起到生理性按摩作用,促进牙龈组织的血液循环,保持牙龈组织健康;如果突度过小,则食物会直接撞击龈缘,并且进入龈沟中,刺激牙龈导致龈缘炎症;如果突度过大,排溢的食物则直接滑落至口腔,牙龈将失去食物的按摩作用而退变失去张力,容易产生废用性萎缩(图 3-13)。

新萌出的相邻两颗牙齿借外形高点相邻接,呈点式接触,称为接触点;在咀嚼过程中,每

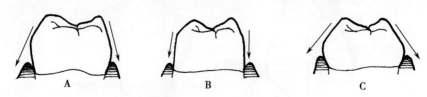

图 3-13 外形高点与牙龈的关系
A. 突度恰当　B. 突度过小　C. 突度过大

个牙都有正常的生理动度。使各牙间的接触点逐渐磨耗,变成接触区。

一般接触区呈椭圆形。前牙接触区的切颈径大于唇舌径,近中接触区靠近切角,远中接触区距切角稍远;后牙接触区颊舌径大于𬌗颈径,前磨牙近、远中接触区及第一磨牙的近中接触区均在近𬌗缘偏颊侧,第一磨牙的远中接触区和第二磨牙的近、远中接触区及第三磨牙的近中接触区均在近𬌗缘中 1/3(图 3-14)。

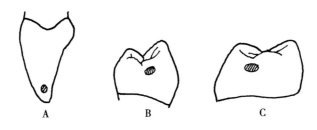

图 3-14 接触区形态及位置
A. 前牙接触区 B.前磨牙接触区 C.磨牙接触区

在两牙接触点的周围均向四周展开呈 V 字形的空隙,称为外展隙或楔状隙。以其与接触区的位置关系来命名,分别为唇(颊)外展隙、舌外展隙、切(𬌗)外展隙和龈外展隙。其中龈外展隙正常时为龈乳头充满,阻止了食物的堆积,保护牙槽骨和邻面,又称为邻间隙。它位于两牙接触点的龈方,是一个以两牙邻面为边、牙槽嵴为底的三角形间隙(图 3-15,图 3-16)。

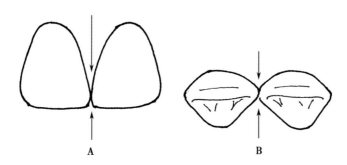

图 3-15 前牙区外展隙
A. 唇面观 B.切端观

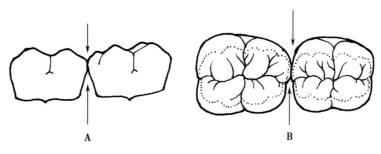

图 3-16 后牙区外展隙
A. 颊面观 B.𬌗面观

正常接触区的生理意义：①在殆方形成咀嚼区域，封闭下方空间，对颌牙支持尖咬合于殆外展隙处，形成稳定的咬合关系，有利于咀嚼食物，提高效率；②部分食物可通过外展隙排溢，分散和减轻殆力；③邻间隙可容纳、保护龈乳头，并防止食物嵌塞；④牙齿彼此依靠邻面接触点互相支持、传递殆力，维持牙弓的稳定，保护牙周组织健康，确保牙持久耐用。

（二）凹陷部分

1. 窝（fossa） 前牙舌面及后牙殆面上的不规则凹陷称为窝（图3-17）。

前牙舌面凹陷称为舌窝，使牙齿舌面形成拱形结构，可对消部分殆力，从而保护牙齿，而且可减少下颌运动中的干扰并排溢食物。

后牙殆面不规则的凹陷称为殆面窝，由三角嵴、边缘嵴和副嵴包绕形成。根据位置有近中窝、远中窝和中央窝之分。后牙殆面窝具有一定的大小和深度，以聚拢食物并容纳对颌的支持尖，咀嚼食物。

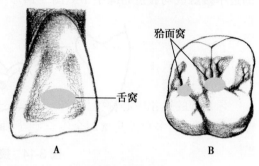

图3-17 窝
A. 前牙舌窝 B. 后牙殆面窝

2. 沟（groove） 沟是指牙冠各面上介于牙尖和嵴之间或窝底部细长形的、似山间溪流的凹陷部分（图3-18）。

（1）发育沟（developmental groove）：牙生长发育时，两生长叶相融合形成的沟为发育沟。

前牙发育沟一般位于唇面切1/3，较浅。后牙发育沟位于殆面，较深，根据不同位置命名。颊尖与舌尖之间形成中央沟、近中沟或远中沟；近、远中颊尖之间形成颊沟；近、远中舌尖之间形成舌沟。沟必须具有足够的宽度和深度，并位于正确的位置。只有如此，才能保证下颌进行各种功能运动时，对颌牙尖无障碍的在沟内滑行，确保下颌运动顺畅。同时被嚼碎的食物可顺利排溢，从而提高咀嚼效率。

（2）副沟（supplemental groove）：发育沟以外的任何沟都统称为副沟，形态不规则。副沟增加了后牙殆面的粗糙度，提高了咀嚼效率。

（3）裂（fissure）：钙化不全的沟称为裂，是龋病的好发部位。

3. 点隙（pit） 3条或3条以上发育沟汇合处，或某些发育沟的末端所形成的点状凹陷，称为点隙（图3-18）。

4. 横纹（horizontal texture） 用肉眼或放大镜观察，年轻恒牙釉质表面有许多呈平行排列、与牙体长轴垂直的浅纹，在牙颈部尤为明显（图3-19）。它是釉质生长线到达牙表面的位

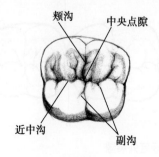

图3-18 发育沟、副沟、点隙

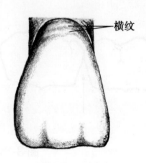

图3-19 横纹

置,代表牙齿节律性生长发育的现象。

(三) 斜面

斜面(inclination surfaces)为组成牙尖的各面(图 3-20)。每个牙尖有四个斜面,两斜面相交成嵴,四斜面相交成牙尖顶。各斜面依其在牙尖的位置而命名,如上颌第一磨牙近中颊尖的近颊斜面。在下颌运动过程中,当前牙不发挥导向作用时,后牙𬌗面上向心性斜面可引导、控制下颌回到咬合初始位,使上、下颌后牙间运行顺畅,不产生𬌗干扰。

(四) 生长叶

牙发育的钙化中心称为生长叶(developmental lobes),其融合处为发育沟,多数牙是由四个生长叶发育而成,少数牙由五个生长叶发育而成(图 3-21)。

二、牙位区别特征

Muhlreiter(米尔莱特)于 1870 年提出了三个用于区别牙位的特征:曲率特征、角度特征和根部特征。

(一) 曲率特征

曲率特征(curvature feature)又称为弧度特征,可分为水平曲率特征和垂向曲率特征。曲率特征在前牙较明显,但在后牙也可以看到。

水平曲率特征是指从切端或𬌗面观察时,牙冠唇(颊)面的近中部分较小且曲率较大,远中部分较大且曲率较小,这是牙冠在唇(颊)面近远中方向弧度的共性特征。如果用一条线把一个牙的唇面分成近、远中两部分,则该线总是偏向近中(图 3-22)。但是,上颌第一前磨牙是个例外,颊面近中部分较平坦,而远中部分则具有较大的曲率。

垂向曲率特征是指从邻面观察时,牙冠唇(颊)面在颈 1/3 向外突起,逐渐向𬌗面(切端)聚拢(图 3-22),该特征在下颌牙较明显。

(二) 角度特征

从唇(颊)面观察,前牙切缘与近中缘形成的夹角小于切缘与远中缘的夹角(图 3-23)。上颌前牙的角度特征明显,下颌中切牙几乎没有角度特征(angle feature)。

(三) 根部特征

从唇(颊)侧观察,牙根的根尖稍偏向远中(图 3-24)。根据牙齿排列于牙弓的位置分析所受𬌗力的方向,这种根部特征(root feature)更容易使𬌗力沿牙体长轴传递至颌骨,从而保护牙体、牙周组织不受损伤。

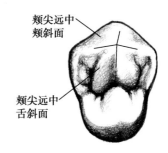

颊尖远中颊斜面
颊尖远中舌斜面

图 3-20　牙尖斜面

①近唇叶;②中唇叶;③远唇叶;④舌叶

A

①远颊叶;②中颊叶;③近颊叶;④舌叶

B

①近颊叶;②远颊叶;③近舌叶;④远舌叶

C

①近颊叶;②远颊叶;③远中叶;④近舌叶;⑤远舌叶

D

图 3-21　生长叶

A. 右侧上颌中切牙　B. 右侧上颌第一前磨牙　C. 右侧上颌第一磨牙　D. 右侧下颌第一磨牙

33

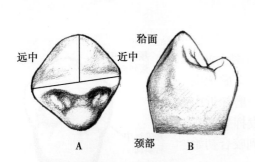

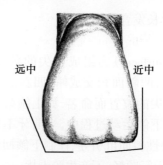

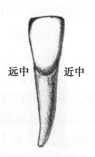

图 3-22　曲率特征　　　　　　　　　　图 3-23　角度特征　　　　图 3-24　根部特征
A. 水平曲率特征　B. 垂向曲率特征

三、牙冠避让

牙冠避让(crown avoidance)特征是所有下颌后牙共有的。

从邻面观察下颌后牙，牙冠明显偏向舌侧，牙冠长轴和牙根长轴之间形成一个钝角，即"库伦(Collum)角"，这种现象称为牙冠避让(图 3-25)。牙冠避让在下颌第一前磨牙处最明显，越向远中，牙冠偏向舌侧的程度就越小。

这种形态符合"功能决定形态，形态体现功能"的法则。一方面，牙冠向舌侧倾斜，使得作为支持尖的颊尖位于牙根的正上方，殆力沿牙体长轴方向传导；另一方面，咀嚼食物过程中，下颌需从侧方位置滑回初始位，由于"库伦角"的存在，使得这一过程中牙周仍可承受轴向力(图 3-26)。殆力的轴向传递，保证了牙齿的持久耐用。

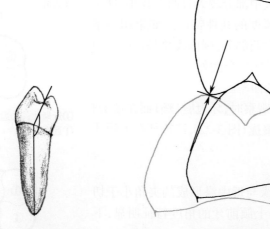

图 3-25　库伦角　　　　图 3-26　下颌位于侧方位置，牙齿仍承受轴向力

四、解剖殆面和生理殆面

后牙殆面有解剖殆面(anatomical occlusal surface)和生理殆面(physiologic occlusal surface)之分。

颊殆边缘嵴、舌殆边缘嵴、近、远中边缘嵴围成的区域为解剖殆面。上颌后牙的解剖殆面占牙冠颊舌径的 55%;下颌后牙的解剖𬌗面占牙冠颊舌径的 45%。

牙冠上参与咀嚼功能的牙面,称为生理𬌗面。即除了上述的解剖𬌗面外,还包含支持尖轴面的一部分。也就是说上颌后牙舌尖舌斜面和下颌后牙颊尖颊斜面也属于生理𬌗面的范围(图 3-27)。

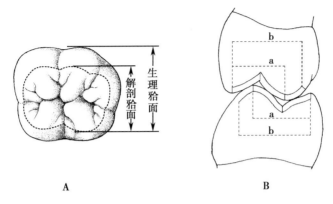

图 3-27 解剖𬌗面和生理𬌗面
A. 解剖𬌗面𬌗面观 B. 生理𬌗面冠状面观

从冠状面观察,牙尖均向中央聚拢,故解剖𬌗面较小。从牙列上可观察到,磨牙和前磨牙的解剖𬌗面颊舌径几乎等宽(图 3-28)。较小的解剖𬌗面,使牙齿的受力面积减小,𬌗力沿牙体长轴方向传递,减小侧向力,保护牙齿不受损伤。

制作义齿时,由于基牙损伤、松动或制作桥体等原因,常需要减小义齿的𬌗面面积来减小𬌗力。此时需磨除部分支持尖轴面近𬌗缘区域,使支持尖向牙体中心倾斜加大,减小接触面积,但不可以磨除引导尖,避免其向𬌗面中心过度倾斜,保持上下牙齿正常覆盖(图 3-29)。

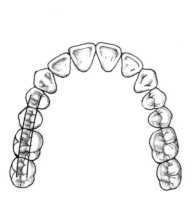

图 3-28 磨牙和前磨牙的解剖𬌗
面颊舌径等宽

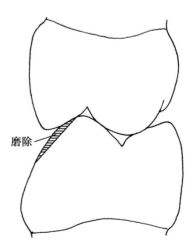

图 3-29 减小𬌗面

第二节　恒牙形态与功能

描述牙齿一般采用系统化的方法。根据形态和功能不同,将全口牙分为切牙、尖牙、前磨牙和磨牙四组。首先对每组牙齿进行一般特征的描述和功能分析,然后对这组牙中的每颗牙按唇(颊)面、舌面、邻面和切端(殆面)的顺序进行描述。

一、切牙组

切牙组(incisors)包括中切牙和侧切牙,上、下、左、右共 8 颗。由于上颌切牙宽于下颌切牙,故上颌切牙覆盖于下颌切牙的唇侧。摄取食物时,下颌先向前下运动,咬住食物后向上运动至上下切牙切缘相对,而后沿上颌切牙舌面返回,完成对食物的切割。

一般特征与功能分析:切牙都具有铲形牙冠。唇面光滑平坦,舌侧凹陷成舌窝。唇面和舌面从颈部开始均向切端倾斜,因此该牙的切端退化成线形,称为切缘。从邻面观察,切牙几乎成三角形,尖部位于切缘处。切牙具有明显的角度特征,尤其是上颌切牙,只有下颌的中切牙不是很明显。

切牙的铲形牙冠,特别适合于切割食物。下颌向前滑动时,上颌切牙舌面起引导作用,该引导是由上颌切牙舌侧边缘嵴完成的(图3-30)。下颌切牙切缘与上颌切牙舌侧边缘嵴相接触。切牙的导向作用,使得下颌前伸运动时后牙无接触,确保下颌运动顺畅,无殆干扰,从而保护后牙。

切牙位于口腔前部,人们说话时,可以看到中切牙约 2mm 的长度,微笑或大笑时,可看到更多甚至全部牙冠。所以,切牙的唇面形态对人面部的美观影响很大,修复时,需注意切牙的形态及其与面部的协调。对于前牙的形态,尤其是中切牙的唇面形态,许多学者提出了一些看法。如 Gysi 和 Williams 提出了人的面型和上颌中切牙唇面形状之间存在相似关系。Williams 在研究中发现,人的面型可分为方圆形、尖圆形和卵圆形,上颌前牙唇面形态与其相似,也分为方圆形、尖圆形和卵圆形。Wild 认为,女性和男性牙齿形态存在一些差别。男性的牙齿形态多较方正,女性的牙齿形态多较圆润。

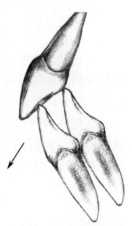

图 3-30　上颌切牙舌面引导下颌前伸运动

(一) 上颌中切牙

上颌中切牙是(maxillary central incisors)口腔中最靠前的两颗牙,位于中线两侧,是切牙中体积最大、近远中径最宽、牙冠长度最长的牙。

牙冠宽度:8.6mm;

牙冠厚度:7.1mm;

牙冠长度:11.5mm;

牙体总长:22.8mm。

上颌中切牙按照一定的倾斜角度排列于牙弓中。从邻面观察,牙体向唇侧倾斜,但牙冠唇面处于垂直位置;从唇面观察,牙冠向近中倾斜,倾斜角度较小(图3-31)。

1. 唇面(labial surface)　唇面较平坦,近似梯形,切颈径大于近远中径(图3-32)。近中缘和切缘较直,远中缘略突,颈缘呈弧形,突向颈部。该牙初萌出时,切缘可见三个切缘结节,随着功能性的磨耗,切缘逐渐变得平直。切缘与近中缘相交形成的近中切角近似直角,与远中缘相交而成的远中切角略圆钝,使得上颌中切牙具有明显的角度特征,可以区分左右。唇面切 1/3 可见两条较浅的纵形发育沟,近似平行。颈 1/3 处略突形成唇面的外形高点,分布有 2~3 条较浅的横纹,无特殊意义,但制作修复体时,模仿出横纹可使修复体更自然。在接近颈缘的位置,又逐渐回收,移行至牙根。适当的突度,既可以扩张龈缘,又不会过突而使得在龈缘位置形成倒凹堆积食物。

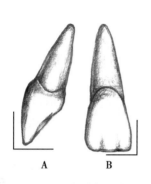

图 3-31　上颌中切牙在牙弓中的倾斜角度

A.邻面观察　B.唇面观察

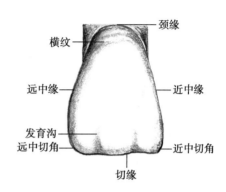

图 3-32　右侧上颌中切牙唇面

近、远中缘限定唇面的宽度,修复中经常通过改变其位置,调整唇面视觉宽度,使牙齿更美观。近、远中缘在唇面的位置,与龈缘的形态有关。可观察到,龈缘在牙齿近、远中缘的位置出现拐角,形成水平区。牙齿近、远中缘距离宽,则龈缘水平区较宽;相反,近、远中缘距离窄,则龈缘水平区较窄。根据龈缘的这一现象,可以确定要修复的牙齿近、远中缘的位置(图 3-33)。

2. 舌面(lingual surface)　舌面近似唇面,但略(图 3-34)小。中央凹陷成明显的舌窝,周边围以突出的嵴。

舌窝具有一定的深度,不与对颌接触。在下颌滑动过程中,可减少殆干扰。同时可以排

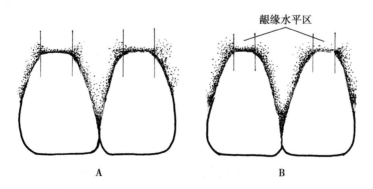

图 3-33　近、远中缘与龈缘的位置关系

A.牙齿近、远中缘宽　B.牙齿近、远中缘窄

溢切割下的食物进入口腔。舌窝的凹陷与边缘嵴的隆起呈拱形结构,可对消部分殆力,保护牙齿。

切嵴位于切端,初萌时呈圆突隆起,经过功能性磨耗,会形成较平的切斜面,斜面向舌侧倾斜,与下颌切牙的切斜面配合,完成切割功能。

边缘嵴是指位于近、远中纵向长条形的牙釉质隆起,可引导下颌向前滑动。从邻面观察,边缘嵴中部凹陷,使导向面呈现凹形,是引导下颌平衡运动的关键。其中近中边缘嵴较长,几乎接近近中切角;远中边缘嵴稍短,接近远中切角,与切嵴连接处较圆钝。

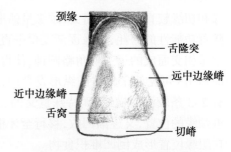

图 3-34 右侧上颌中切牙舌面

舌隆突位于颈部,稍偏向远中,为明显突起的牙釉质隆起,形成舌面的外形高点,可增强牙冠的强度并保护牙龈。常有不规则的结节伸入舌窝。

3. 邻面(proximal surface) 邻面近似三角形,顶为切端,底为颈缘,呈 V 字形,称为颈曲线,颈曲线明显切缘方向弯曲,该曲线的底部至颈缘最低点连线的距离称为颈曲度。近中颈曲度大于远中颈曲度(图 3-35)。

近中面较平坦,接触区在切 1/3 靠近切角。远中面似近中面但稍短而圆突,接触区在切 1/3 距切角稍远。

唇面轮廓的最大曲率位于颈部,越接近切缘曲率越小。舌面凹形的边缘嵴使得牙齿的铲形特征更加明显。

4. 切端(incisal surface) 切端唇侧较平,形成切缘;舌侧圆突成嵴,为切嵴,主要行使切割功能(图 3-36)。远中切角相对近中稍偏向舌侧,与牙弓适应。邻面观察,切嵴位于牙体长轴唇侧。

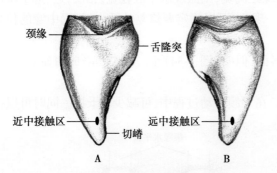

图 3-35 右侧上颌中切牙邻面
A.近中面 B.远中面

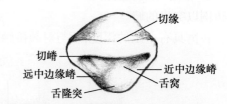

图 3-36 右侧上颌中切牙切端

(二)上颌侧切牙

上颌侧切牙(maxillary lateral incisors)与上颌中切牙形态相似,但通常体积较小,形态窄长,是切牙中唇面最突、舌窝最深、远中切角最为圆钝的牙。

牙冠宽度:7.0mm;

牙冠厚度:6.4mm;

牙冠长度:10.1mm;

牙体总长:21.5mm。

上颌侧切牙在牙弓中排列于中切牙远中,与中切牙的倾斜方向一致。从邻面观察,向唇侧倾斜,且倾斜角度大于上颌中切牙,唇面不处于垂向位置;从唇面观察,牙冠向近中倾斜,倾斜角度也大于上颌中切牙(图3-37)。

1. 唇面(labial surface) 上颌侧切牙与中切牙相似呈梯形,切颈径明显大于近远中径,切缘宽度与颈缘宽度差较大,牙冠显得比上颌中切牙窄小、圆突(图3-38)。近中缘稍长,近中切角似锐角,远中缘较短与切缘弧形相连,远中切角呈圆弧形,切缘明显斜向远中。发育沟往往不明显。

2. 舌面(lingual surface) 与中切牙舌面相似,但略小,而且趋向颈部时聚合较多,使得颈部呈尖形(图3-39)。近、远中边缘嵴比中切牙明显,舌窝窄而深,偶有沟越过舌隆突到达根颈部,为龋病的好发部位。舌隆突较中切牙窄,位置居中。

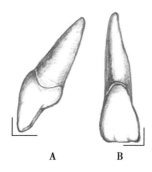
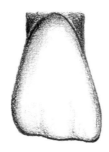
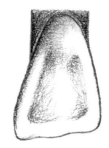

图3-37 上颌侧切牙在牙弓中的倾斜角度

A.邻面观察 B.唇面观察

图3-38 右侧上颌侧切牙唇面

图3-39 右侧上颌侧切牙舌面

由于上颌侧切牙牙根较细,对牙冠的支持力小,所以侧切牙对下颌的引导能力较中切牙弱,一般不承担导向的任务。但是,当中切牙舌面边缘嵴磨耗较重,或中切牙有损伤时,可以考虑让侧切牙也承担一部分导向作用,辅助中切牙共同引导下颌的前伸运动。

3. 邻面(proximal surface) 略呈三角形。近、远中面接触点均位于切1/3,相对于中切牙,接触点距切角稍远(图3-40)。

唇面轮廓颈部具有最大的曲率,舌面中部明显内凹,使得颈部舌隆突较明显。

4. 切端(incisal surface) 侧切牙切端有时呈尖形,似尖牙。切缘向远中舌侧倾斜度较中切牙大,似与远中面延续,远中切角比近中切角更靠近舌侧(图3-41)。

(三)下颌中切牙

下颌中切牙(mandible incisors)是全口牙中体积最小的牙齿,牙冠宽度仅为上颌中切牙的2/3。近、远中最

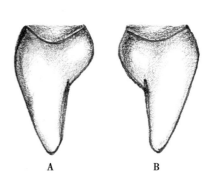

图3-40 右侧上颌侧切牙邻面

A.近中面 B.远中面

为对称,离体后较难区分左右。

牙冠宽度:5.4mm;

牙冠厚度:5.7mm;

牙冠长度:9.0mm;

牙体总长:19.9mm。

下颌中切牙排列于中线两侧,邻面观察,牙冠向唇侧倾斜,但唇面处于垂直状态;唇面观察,牙体几乎处于直立状态(图3-42)。

1. 唇面(labial surface) 唇面近似窄长梯形,切颈径明显大于近远中径,呈平凿状(图3-43)。近、远中缘左右对称,几乎平行地伸向颈部。牙齿萌出后不久,切缘可出现不明显的切缘结节,不过很快就会被磨掉,因此切缘呈较平直且锋利的状态。颈缘呈尖圆形,突向根方。近、远中切角几乎呈直角,故角度特征不明显。表面光滑平坦,发育沟不明显或基本没有。

2. 舌面(lingual surface) 舌面与唇面相似,略呈凹状,舌窝较浅,边缘嵴、切嵴均不明显(图3-44)。舌隆突较小,位置居中。

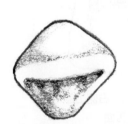

图3-41 右侧上颌侧切牙切端

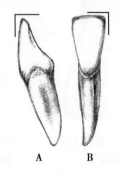

图3-42 下颌中切牙在牙弓中的倾斜角度

A.邻面观察 B.唇面观察

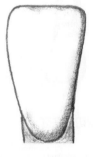

图3-43 右侧下颌中切牙唇面

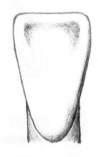

图3-44 右侧下颌中切牙舌面

3. 邻面(proximal surface) 邻面呈三角形,近、远中面大小几乎相等(图3-45)。颈缘线突向切端。近、远中接触点均在切1/3,靠近切角。

牙齿颈部唇舌径较厚,而至切缘位置则特别窄,呈明显的楔形。这种形态可以很容易地切断食物,完成对食物的摄取。

牙齿唇面具有不明显的突度,从外形高点向切缘几乎呈直线形,垂向曲率特征不明显;舌面轮廓可清晰地看到中部的内凹。

4. 切端(incisal surface) 远中切角比近中切角略偏舌侧(图3-46)。切嵴在牙体长轴上或稍偏舌侧。

切缘较平直,适合于切割食物。对于磨耗过的下颌切牙,切端磨耗位置与上颌切牙不同,切斜面位于切端唇侧,斜面向唇侧倾斜,与上颌切牙切斜面相配合。

(四)下颌侧切牙

下颌侧切牙(mandible lateral incisor)与下颌中切牙相似,但稍大。

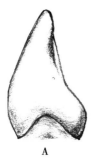

图 3-45 右侧下颌中切牙邻面
A. 近中面 B. 远中面

图 3-46 右侧下颌
中切牙切端

牙冠宽度：6.1mm；

牙冠厚度：6.2mm；

牙冠长度：9.5mm；

牙体总长：21.0mm。

下颌侧切牙位于下颌中切牙远中，从侧面观察，牙体稍向唇侧倾斜；从唇面观察，牙冠稍许向近中倾斜（图 3-47）。

1. 唇面（labial surface） 唇面与下颌中切牙相似，但牙冠本身的对称性不如中切牙（图 3-48）。切缘没有中切牙那么平直，远中稍倾斜向颈部。近中缘较平直，而远中缘较圆突。近中切角锐，远中切角略圆钝，可区分左右。表面同样光滑平坦，但发育沟比中切牙明显。

2. 舌面（lingual surface） 舌面舌窝、边缘嵴比下颌中切牙明显，但不如上颌切牙。舌隆突小且稍偏远中（图 3-49）。

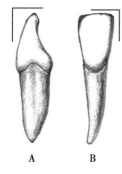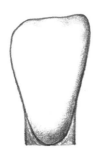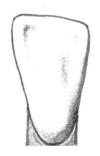

图 3-47 下颌侧切牙在
牙弓中的倾斜角度
A. 侧面观察 B. 唇面观察

图 3-48 右侧下颌
侧切牙唇面

图 3-49 右侧下颌
侧切牙舌面

3. 邻面（proximal surface） 邻面与中切牙相似。由于切缘的倾斜，近中面稍大于远中面。近、远中接触点均位于切 1/3，远中距切角稍远（图 3-50）。

4. 切端（incisal surface） 切缘略向远中倾斜，远中切角比近中切角更偏舌侧（图 3-51）。

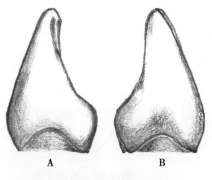

图 3-50 右侧下颌侧切牙邻面
A.近中面 B.远中面

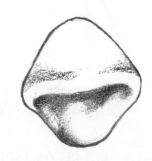

图 3-51 右侧下颌侧切牙切端

切牙组纲目结构如下：

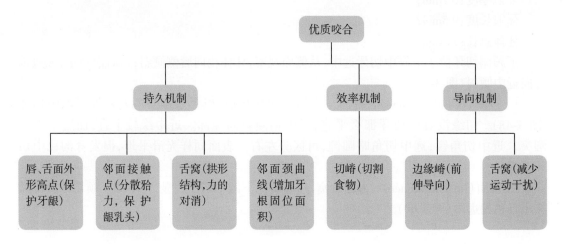

二、尖牙组

尖牙位于侧切牙的远中。尖牙组（canines）包括上、下、左、右共 4 颗。

一般特征与功能分析：尖牙与具有平直切缘的切牙不同，它有一个锐利、长大的牙尖。特别适合于穿透、撕裂食物，因此也被称为"犬牙""虎牙"。人们会不自觉地把较硬或较韧的食物向口角移动，利用尖牙锋利的牙尖及产生的高压，轻松、省力地穿透、撕裂食物。尖牙是最粗壮的单根牙，具有长而粗大的牙根，因此可承受很大的殆力，完成其咀嚼任务。它通常是口内保留时间最长久的牙，能为固定义齿或活动义齿提供良好的支持作用。

尖牙位于牙弓的转折处，是行使切割功能的切牙和行使磨碎功能的后牙的过渡区。故尖牙既具有较锐利的近中牙尖嵴，可辅助切牙切割食物；又具有较厚且强壮的远中边缘嵴，可辅助后牙磨碎食物。

由于位置特殊，尖牙还有一个特殊的功能，即引导下颌运动。当下颌做侧方运动时，上颌尖牙的舌面起引导作用。也就是说，只有工作侧的上、下尖牙接触，其余牙齿都脱离咬合，下颌运动顺畅，无干扰，并保护后牙，使其避免受力，这种现象被称为"尖牙导向（canine guidance）"，也有人把尖牙称为"前方颌关节"。

由于尖牙是下颌运动的导向牙,舌面通常会有一定的磨耗。磨耗面的方向一般是下颌侧方运动的习惯方向,可指导制作义齿。

(一)上颌尖牙

上颌尖牙(maxillary canines)是全口牙中牙体和牙根最长、牙尖最大的牙。

牙冠宽度:7.9mm;

牙冠厚度:8.2mm;

牙冠长度:11.0mm;

牙体长度:25.2mm。

从邻面观察,上颌尖牙明显向唇侧倾斜,唇面几乎呈直立状态,这给人一个错觉,似乎尖牙是直立的;从唇面观察,上颌尖牙稍许向近中倾斜。倾斜程度比中切牙大,但比侧切牙小(图3-52)。

1. 唇面(labial surface)　唇面似圆五边形,五条边分别为颈缘、近、远中缘和近、远中斜缘(图3-53)。近中缘长,远中缘短而圆突,分别从近、远中切角开始逐渐向牙体中心收缩,过渡到弧形的颈缘。尖牙初萌出时,近、远中斜缘在牙尖顶相交成的角约为90°。近中斜缘短且斜度较小,远中斜缘长且斜度较大。因此,近、远中斜缘向邻面过渡处的近、远中切角位于不同的高度,具有明显的角度特征。近中切角距牙尖顶较近且较锐,远中切角距牙尖顶稍远且圆钝。

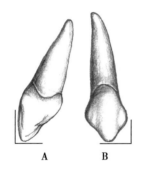

图 3-52　上颌尖牙在牙弓中的倾斜角度

A. 邻面观察　B. 唇面观察

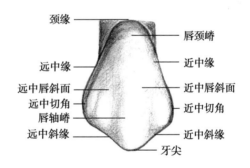

图 3-53　右侧上颌尖牙唇面

从牙尖顶伸至颈1/3的突起称为唇轴嵴,它把唇面分为较小且圆突的近中唇斜面和较大且平缓的远中唇斜面。唇轴嵴的中部稍向近中弯曲,呈"弓形"。远中唇斜面近颈缘处,有一浅的凹陷。在恢复尖牙形态时,需模仿制作,使尖牙显得细长、美观。唇面具有明显的水平曲率特征,近中部分曲率大,远中部分较平直,且向舌侧回收较多,完成从前牙到后牙的转折,过渡到前磨牙。唇面切1/3在两个斜面上各有一条浅的发育沟。唇面颈1/3与中1/3交界处明显突起成唇颈嵴,为唇面外形高点,可保护牙龈。颈部有横纹。

2. 舌面(lingual surface)　舌面与唇面相似但略小。近中牙尖嵴短,远中牙尖嵴长(图3-54)。远中边缘嵴比近中边缘嵴短而突,且较粗壮,可以辅助后牙磨碎食物。位于颈部的舌隆突较显著。由牙尖顶到舌隆突有一纵行隆起,为舌轴嵴,将舌窝分为较小的近中舌窝和较大的远中舌窝。

尖牙虽然也有舌窝,但不如切牙那么明显。尖牙舌侧没有明显内凹,呈尖锥状,更适合穿透食物。下颌做侧方运动时,上颌尖牙舌侧导向面较平直,可以使下颌快速下降,后牙脱离咬合,从而保护后牙不受侧向力损伤(图3-55)。

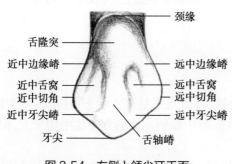

图3-54 右侧上颌尖牙舌面

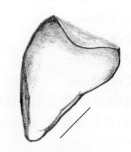

图3-55 尖牙导向面较平直

3. 邻面(proximal surface) 邻面似三角形,明显比切牙短小且突出(图3-56)。颈曲线突向牙尖,但颈曲度比切牙小。邻面接触点位于接近切角的位置,但由于牙尖的存在,接触点位于牙冠中1/3。强壮的舌轴嵴使得尖牙邻面轮廓明显和切牙的楔形不同,呈尖锥状,更适合其穿透食物的功能。

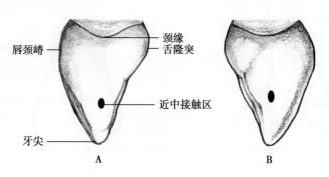

图3-56 右侧上颌尖牙邻面
A. 近中面 B. 远中面

邻面观察唇、舌面均有明显的垂向曲率特征,颈部突度较大,可以保护牙龈健康。

4. 牙尖(cusp) 牙尖由四嵴和四斜面组成,四嵴为近中牙尖嵴、远中牙尖嵴、唇轴嵴及舌轴嵴,四斜面为近中唇斜面、远中唇斜面、近中舌斜面及远中舌斜面(图3-57)。外形较锐利,易于穿透、撕裂食物。

从牙尖方向观察,可看到唇面明显的水平曲率特征,近唇斜面比远唇斜面小且圆突。唇面远中明显向舌侧倾斜,适应于牙弓从前牙向后牙的转折。唇舌径与近远中径大致相等,或唇舌径稍大。

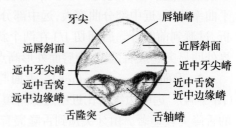

图3-57 右侧上颌尖牙切端

(二)下颌尖牙

下颌尖牙(mandible canines)与上颌尖牙相似,但牙体较窄而薄,故显得细长。

牙冠宽度:7.0mm;

牙冠厚度:7.9mm;

牙冠长度:11.1mm;

牙体总长:24.6mm。

下颌尖牙在牙弓中排列于下颌侧切牙远中。从邻面观察,牙体处于直立状态,故牙冠显得似乎向舌侧倾斜;从唇面观察,牙体稍向近中倾斜(图3-58)。

1. 唇面(labial surface) 唇面呈窄长五边形,切颈径明显大于近远中径(图3-59)。唇轴嵴、发育沟不如上颌尖牙明显。近中缘长而直,几乎与牙体长轴平行,与牙根的近中缘相连约成直线;远中缘短而圆突。近中斜缘短于远中斜缘,长度之比约为1:2,两斜缘的交角大于90°。

2. 舌面(lingual surface) 舌面与上颌尖牙相似,但特征不明显(图3-60)。舌轴嵴较低平,几乎没有边缘嵴,舌隆突也较平坦。

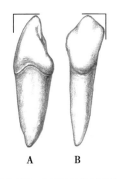

图3-58 下颌尖牙在牙弓中的倾斜角度

A. 邻面观察 B.唇面观察

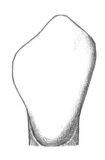

图3-59 右侧下颌尖牙唇面

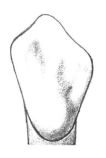

图3-60 右侧下颌尖牙舌面

3. 邻面(proximal surface) 邻面与上颌尖牙相似,但稍小(图3-61)。近中面略大于远中面。邻面接触点均距切角较近。邻面观察,牙冠与牙根的唇缘相连约呈弧线。牙尖顶位于牙体长轴上。

4. 牙尖(cusp) 牙尖由四嵴和四斜面构成(图3-62)。从切端方向观察,近中唇斜面曲率远大于远中唇斜面曲率,远中唇斜面明显斜向舌侧,与牙弓弧度一致。

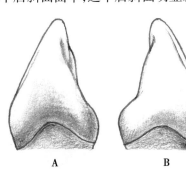

图3-61 右侧下颌尖牙邻面

A. 近中面 B. 远中面

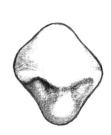

图3-62 右侧下颌尖牙切端

尖牙组纲目结构如下：

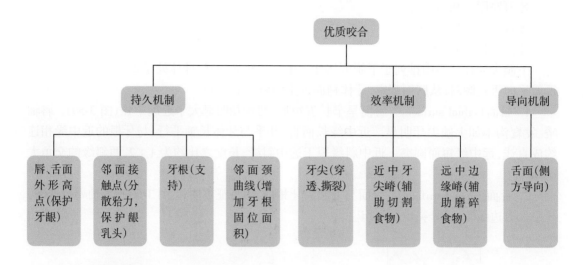

三、前磨牙组

前磨牙位于尖牙的远中。前磨牙组（premolars）包括上颌第一前磨牙、上颌第二前磨牙、下颌第一前磨牙和下颌第二前磨牙，上、下、左、右共 8 颗。

一般特征与功能分析：只有恒牙中有前磨牙，过去曾被称为"双尖牙"，但这并不确切，因为下颌第二前磨牙有三尖型者。

前磨牙由颊面、舌面、近中面、远中面四个轴面和一个𬌗面组成。𬌗面形态结构复杂，由三角嵴、牙尖嵴、边缘嵴、窝、沟、点隙等结构组成。前磨牙是尖牙与磨牙之间的过渡性牙齿，故前磨牙既可以像尖牙一样穿透撕裂食物，又能像磨牙一样捣碎食物。

前磨牙牙根为单根或双根。

（一）上颌第一前磨牙

上颌第一前磨牙（maxillary premolars）是前磨牙中体积最大，颊尖唯一偏向远中的牙齿。

牙冠宽度：7.2mm；

牙冠厚度：9.5mm；

牙冠长度：8.5mm；

牙体总长：20.5mm。

1. 颊面（labial surface）　颊面与尖牙唇面相似，但牙冠较短小（图 3-63）。颊尖高大、尖锐，牙尖顶偏向远中，故近中斜缘长于远中斜缘。牙尖顶通往颈部的颊轴嵴也偏向远中。近中颊斜面的曲率小于远中颊斜面的曲率。近、远中颊斜面上各有一条发育沟。外形高点位于颈 1/3 的颊颈嵴上。

2. 舌面（lingual surface）　舌面比颊面窄小，呈卵圆形，光滑圆突（图 3-64）。舌尖短小、圆钝，舌尖顶偏

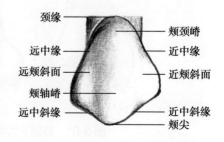

图 3-63　右侧上颌第一前磨牙颊面

向近中。外形高点位于中 1/3。

从舌侧观察,可见颊尖顶端部分。

3. 邻面(proximal surface) 邻面略似四边形,颈部较宽(图 3-65)。近中面近颈部凹陷明显,有沟从𬌗面跨过近中边缘嵴至近中面,止于中 1/3,称为近中沟,是上颌第一前磨牙特有的解剖标志。远中面较近中面小而圆突。近、远中接触点均位于𬌗 1/3 偏颊侧。近、远中面颈曲线曲率较小,轻微突向𬌗方。

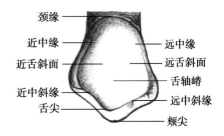

图 3-64 右侧上颌第一前磨牙舌面

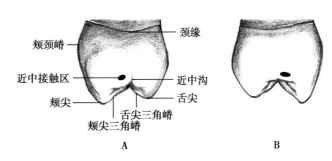

图 3-65 右侧上颌第一前磨牙邻面
A. 近中面 B. 远中面

从邻面观察,可见颊、舌两个牙尖,颊尖高大锐利,舌尖短小圆钝。颊侧轮廓线曲率小于舌侧轮廓线曲率。

4. 𬌗面(occlusal surface) 𬌗面呈显著的六边形,颊侧宽于舌侧,由颊𬌗边缘嵴(颊尖近、远中牙尖嵴组成)、舌𬌗边缘嵴(舌尖近、远中牙尖嵴组成)、近、远中边缘嵴围成解剖𬌗面(图 3-66)。𬌗面可见颊、舌两个牙尖,中间凹陷为中央窝(central fossa)。

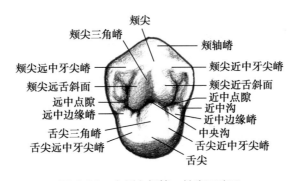

图 3-66 右侧上颌第一前磨牙𬌗面

(1) 颊尖(buccal cusp):颊尖高大、尖锐,近、远中牙尖嵴较锐利,具有切割食物的功能。

颊尖顶伸向𬌗面中央的嵴称颊尖三角嵴。由于颊尖偏向远中,三角嵴从牙尖顶到中央窝的走行方向是偏向近中。三角嵴由近、远中两斜面组成,斜面上有浅的副沟,形态、方向一般不固定,由三角嵴底部弯曲伸向𬌗缘,且逐渐变浅。副沟可增加𬌗面的粗糙度,提高咀嚼效率。

近、远中边缘嵴与三角嵴之间也有副沟分隔,由近、远中点隙发出伸向近、远中牙尖嵴。

当尖牙牙周状况不佳时,上颌第一前磨牙颊尖三角嵴近中斜面可和尖牙共同承担侧方导向功能(图3-67)。

(2)舌尖(lingual cusp):舌尖短小、圆钝,牙尖嵴较圆钝。

舌尖偏近中,三角嵴由牙尖顶稍向远中、颊侧至𬌗面中央。在近、远中斜面上有浅的副沟。

(3)窝、沟和点隙(fossa,groove and pit):𬌗面中央凹陷形成中央窝,窝底部有近远中走向的中央沟,中央沟稍偏向舌侧。其两端形成的点状凹陷为近、远中点隙。由近中点隙发出近中沟,跨过近中边缘嵴到达近中面;由远中点隙发出远中沟,止于远中边缘嵴内侧。

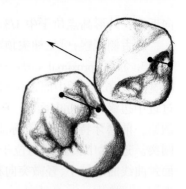

图3-67 上颌尖牙与第一前磨牙的引导路径

(二)上颌第二前磨牙

上颌第二前磨牙(maxillary second premolars)似上颌第一前磨牙,整体显得小而圆突,轮廓不如第一前磨牙明显(图3-68~图3-71)。

牙冠宽度:6.7mm;

牙冠厚度:9.3mm;

牙冠长度:7.8mm;

牙体总长:20.5mm。

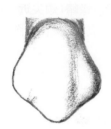
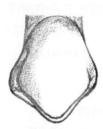
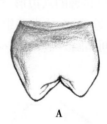
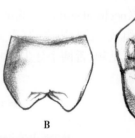

图3-68 右侧上颌第二前磨牙颊面　　图3-69 右侧上颌第二前磨牙舌面　　图3-70 右侧上颌第二前磨牙邻面 A.近中面 B.远中面　　图3-71 右侧上颌第二前磨牙𬌗面

上颌第二前磨牙与上颌第一前磨牙相比,区别如下:

1. 牙冠小而圆突,轮廓不如上颌第一前磨牙明显。

2. 颊面颈部较上颌第一前磨牙宽,发育沟和轴嵴均不明显,颊尖偏近中。

3. 近、远中面轮廓最突点同样位于𬌗1/3,分别与第一前磨牙、第一磨牙形成邻面接触点和𬌗、龈外展隙。

4. 舌面与颊面大小相似或略小,差异不如上颌第一前磨牙明显。舌尖圆钝,偏近中。

5. 邻面似四边形,近中面颈部少有凹陷,少见有沟越过近中边缘嵴至近中面。近、远中接触点均在𬌗1/3偏颊侧。

6. 𬌗面轮廓不如上颌第一前磨牙明显,各角较圆钝,颊𬌗边缘嵴与舌𬌗边缘嵴宽度接近,颊、舌尖均偏近中,大小、高度接近。中央窝较浅,近、远中点隙相距较近。

（三）下颌第一前磨牙

下颌第一前磨牙（mandibular first premolars）是前磨牙中体积最小、颊舌尖高度差别最大、唯一具有横嵴的牙齿。

牙冠宽度：7.1mm；

牙冠厚度：7.9mm；

牙冠长度：8.7mm；

牙体总长：20.9mm。

1. 颊面（buccal surface） 颊面似下颌尖牙唇面（图3-72）。颊尖高大、尖锐，牙尖顶偏向近中。从颊尖顶向颈部发出一条颊轴嵴，颊轴嵴把颊面分成一个较小但明显弯曲的近中颊斜面和一个稍大但较平坦的远中颊斜面，两个斜面上均有不明显的发育沟。颈部有明显的颊颈嵴，外形高点在颈1/3处。

2. 舌面（lingual surface） 舌尖明显小于颊尖，舌面约为颊面的1/2（图3-73）。外形高点位于中1/3处。

3. 邻面（proximal surface） 邻面约呈四边形（图3-74）。邻面观察牙冠明显向舌侧倾斜，颊尖顶位于牙体长轴上。下颌第一前磨牙是牙冠避让现象最明显的牙齿，牙冠向舌侧倾斜较大，有利于𬌗力的轴向传导。

近、远中面接触点均靠近𬌗缘偏颊侧。

4. 𬌗面（occlusal surface） 𬌗面似卵圆形，颊侧明显宽于舌侧（图3-75）。

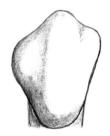
图3-72 右侧下颌第一前磨牙颊面

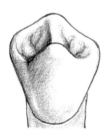
图3-73 右侧下颌第一前磨牙舌面

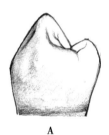
图3-74 右侧下颌第一前磨牙邻面
A. 近中面 B. 远中面

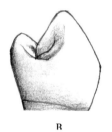
图3-75 右侧下颌第一前磨牙𬌗面

（1）颊尖（buccal cusp）：颊尖顶稍偏近中，非常高大、尖锐，约占𬌗面的4/5。主要功能是捣碎、磨细食物。颊尖三角嵴粗壮，由牙尖顶通向𬌗面中央。

（2）舌尖（lingual cusp）：舌尖偏向近中，较短小，仅为颊尖的1/2。与对颌牙无接触，没有咀嚼功能。

（3）横嵴（crista transversa）：颊尖三角嵴与舌尖三角嵴在𬌗面相连形成横嵴，是下颌第一前磨牙的重要解剖标志。横嵴的功能为：由于上颌第一前磨牙舌尖咬合于横嵴的远中，当下颌后退时，横嵴被上颌第一前磨牙舌尖阻挡，因此可以阻止下颌过度后退，从而保护颞下颌关节双板区免受髁突的压迫。

（4）窝、沟和点隙（fossa，groove and pit）：横嵴把𬌗面分为较小的三角形近中窝和较大的长圆形远中窝。近、远中点隙之间的中央沟被横嵴分为近中沟和远中沟，其中近中沟跨过边缘嵴到舌面形成近中舌沟。

（四）下颌第二前磨牙

下颌第二前磨牙（mandibular second molars）较下颌第一前磨牙大，且形态差异较大。下颌第二前磨牙一般有两种类型：三尖型（有 2 个舌尖，较常见）和双尖型（只有 1 个舌尖，较少见）。三尖型的牙齿外形方圆，牙冠的厚度、宽度和高度相近，颊舌面大小约相等。

牙冠宽度：7.1mm；

牙冠厚度：8.3mm；

牙冠长度：7.9mm；

牙体总长：20.5mm。

1. 颊面 颊面与下颌第一前磨牙的颊面相似，但斜缘较平缓，牙尖较圆钝。颊轴嵴与两条纵向发育沟不明显（图 3-76）。

2. 舌面（labial surface） 若为双尖型，舌尖稍小于颊尖，牙尖顶略偏向近中，舌面与颊面大小约相等或稍小于颊面，且较圆突（图 3-77）。若为三尖型，则有一个较大的近中舌尖和一个较小的远中舌尖。两个舌尖之间有舌沟通过，越过舌缘至舌面殆 1/3。

3. 邻面（proximal surface） 邻面观察明显可见"牙冠避让"现象，牙冠向舌侧倾斜，但不如下颌第一前磨牙明显（图 3-78）。邻面接触点位于殆 1/3 偏颊侧。

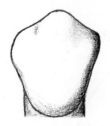 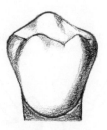 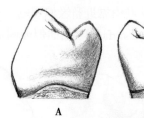

<table>
<tr><td>图 3-76 右侧下颌第二前磨牙颊面</td><td>图 3-77 右侧下颌第二前磨牙舌面</td><td>图 3-78 右侧下颌第二前磨牙邻面
A. 近中面 B. 远中面</td></tr>
</table>

4. 殆面（occlusal surface）

双尖型：殆面为椭圆形，颊舌各有一牙尖，均偏近中。发育沟多为 H 形或 U 形（图 3-79）。

三尖型：殆面为方圆形，有一个颊尖和两个舌尖，近中舌尖大于远中舌尖。发育沟多呈 Y 形。

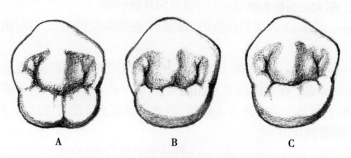

图 3-79 右侧下颌第二前磨牙殆面
A. 三尖形 B. U 形 C. H 形

前磨牙组纲目结构如下：

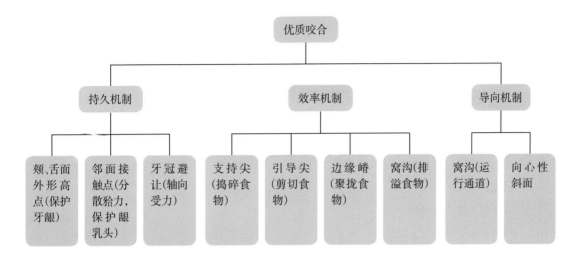

四、磨牙组

磨牙位于前磨牙的远中。磨牙组（molars）包括上颌第一、第二、第三磨牙和下颌第一、第二、第三磨牙，上、下、左、右共 12 颗。由于第三磨牙的形态、大小、位置变异较多，所以第三磨牙不做重点讲解。

一般特征与功能分析：磨牙是整个牙列的咀嚼中心，起捣碎、研磨食物的作用，故𬌗面形态更加复杂，一般有 4~5 个牙尖。上颌磨牙的舌尖为支持尖，颊尖为引导尖；下颌磨牙的颊尖为支持尖，舌尖为引导尖。

𬌗面一般有 5~6 条发育沟，分别为中央沟、近中沟、远中沟、颊沟和舌沟等。这些沟具有一定的深度和宽度，是对颌牙支持尖做各种功能运动的运行通道，可避免上下颌牙尖之间出现干扰、撞击，确保下颌运动顺畅；另外，𬌗面上嚼碎的食物可通过沟排溢至口腔。不仅如此，𬌗面上每个三角嵴上还存在许多不规则的副沟，其深度和宽度较小。副沟使得𬌗面更加凹凸不平，易磨碎食物，提高咀嚼效率。

𬌗面上构成中央窝的三个牙尖被称为主要牙尖，其余牙尖为辅助牙尖，作用是补足𬌗面。上颌磨牙中央窝由近中颊尖、远中颊尖和近中舌尖构成，下颌磨牙的主要支持尖——远中颊尖咬合于此处；下颌磨牙中央窝由近中舌尖、远中舌尖和远中颊尖构成，上颌磨牙的主要支持尖——近中舌尖咬合于此处。咀嚼食物时，尖和窝就像"杵臼"一样，中央窝聚拢食物，支持尖捣碎食物，具有较高的咀嚼效率（图3-80）。

磨牙牙根不仅粗大强壮，而且数量较多。上颌磨牙一般有 3 个牙根，下颌磨牙有 2 个牙根，可以承受较大的咀嚼力（图 3-81）。

（一）上颌第一磨牙

上颌第一磨牙（maxillary first molar）在上颌磨牙中体积最大，一般 6 岁左右萌出，故又称"六龄牙"。

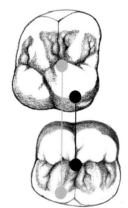

图 3-80 磨牙的中央窝与主要支持尖

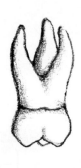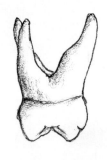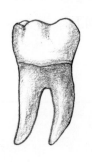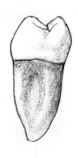

图 3-81 磨牙牙根

A.上颌第一磨牙 B.下颌第一磨牙

牙冠宽度:10.1mm;

牙冠厚度:11.3mm;

牙冠长度:7.3mm;

牙体总长:19.7mm。

1. 颊面(labial surface) 颊面似梯形,近远中径大于𬌗颈径(图 3-82)。近中缘长而直,远中缘短而圆突,𬌗缘长于颈缘。颈缘较平,在中部常向根方突出,是颊侧冠与根的分界线;𬌗缘由近、远中颊尖的近、远中斜缘组成,是颊面与𬌗面的分界线。

近中颊尖略宽于远中颊尖,但远中颊尖比近中颊尖略长,其原因为:下颌侧方前伸运动时,近中颊尖顶位于下颌第一磨牙远中颊尖的运动路径上,故近中颊尖需低平、圆钝,以减少𬌗干扰。近中颊尖颊轴嵴较远中颊尖颊轴嵴明显突出。近、远中颊尖之间有颊沟通过,由𬌗面越过颊𬌗边缘嵴至颊面中 1/3,末端形成点隙。外形高点位于颈 1/3 的颊颈嵴处。

2. 舌面(lingual surface) 舌面与颊面大小相近或稍小(图 3-83)。近中舌尖明显大于远中舌尖,约占整个舌面的 2/3。近中舌尖的舌侧偶有第五牙尖存在。1842 年维也纳牙科医生 Carabelli 首先发现它,故又称卡氏尖。第五牙尖较小,尖顶不达𬌗面,无咀嚼功能,且无髓角,称其为"卡氏结节"更合适。

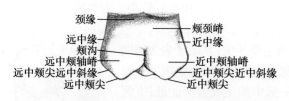

图 3-82 右侧上颌第一磨牙颊面

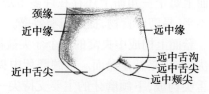

图 3-83 右侧上颌第一磨牙舌面

两个舌尖间有远中舌沟通过,从𬌗面越过舌𬌗边缘嵴至舌面中 1/3,末端无点隙。外形高点位于中 1/3。

3. 邻面(proximal surface) 邻面均为四边形,近中面宽而平坦,远中面稍小而圆突。颈部平坦,外形高点在𬌗 1/3 处(图 3-84)。近中接触区位于𬌗 1/3 与颊 1/3、中 1/3 交界处;远中接触区位于𬌗 1/3 与中 1/3、舌 1/3 交界处。

颊缘较直,舌缘圆突,明显可见颊侧最大突度位于颈 1/3,中部及近𬌗缘处弧度均较小;舌侧最大突度位于中 1/3,整个舌面弧度明显,舌尖偏向牙体中心。这也使得颊、舌尖顶的距

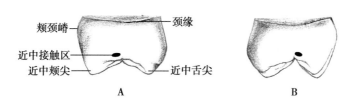

图 3-84 右侧上颌第一磨牙邻面

A. 近中面　B. 远中面

离明显小于牙冠的颊舌径,约为牙冠颊舌径的 1/2~2/3。虽然磨牙的颊舌径大于前磨牙,但解剖粭面的颊舌径宽度与前磨牙几乎相等。舌尖偏向牙体中心,可使粭力更多地沿牙体长轴传递,从而保护牙体、牙周组织。

4. 粭面(occlusal surface) 粭面呈斜方形,近颊角和远舌角为锐角,远颊角和近舌角为钝角(图 3-85)。从粭方观察,上颌第一磨牙的舌侧比颊侧宽。粭面由四个牙尖构成,大小顺序为:近中舌尖 > 近中颊尖 > 远中颊尖 > 远中舌尖。

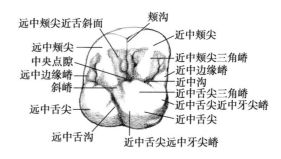

图 3-85 右侧上颌第一磨牙粭面

(1) 近中颊尖(mesiobuccal cusp):近中颊尖三角嵴由牙尖顶伸向远中、舌侧,直至中央窝。下颌侧方前伸运动时,下颌第一磨牙远中颊尖沿着此三角嵴滑动,该嵴较圆钝、低平。

(2) 远中颊尖(distobuccal cusp):远中三角嵴由牙尖顶伸向舌侧,略偏近中,与近中舌尖三角嵴相连形成斜嵴。远中颊尖三角嵴近中斜面近中央窝处有一明显釉质突起,为 Caesar 结节,与对颌牙形成咬合接触点。Caesar 结节的颊侧至粭缘,斜面形态较低平或稍凹陷。这种形态特点是为了在下颌后退侧方运动时,为下颌第一磨牙远中颊尖预留空间,减少干扰。

(3) 近中舌尖(mesiolingual cusp):近中舌尖是四个牙尖中最大的牙尖,向粭面中心聚合明显。一方面有利于与上颌磨牙形成尖窝交错关系,另一方面使粭力沿牙体长轴方向传导。

近中舌尖有两条三角嵴。第一条三角嵴由牙尖顶伸向粭面中央,该三角嵴较低平,与下颌第一磨牙远中颊尖的三角嵴对应,为下颌趋中运动预留自由空间。第二条三角嵴从牙尖顶伸向远中、颊侧方向,以一个明显的弧度至粭面中央,并与远中颊尖三角嵴相连,形成斜嵴。斜嵴是上颌第一磨牙的重要解剖标志,构成了中央窝的远中部分。一方面聚拢食物,利于咀嚼;另一方面,下颌第一磨牙远中颊尖咬合于斜嵴前方的中央窝内。替牙列期(下颌第一前磨牙萌出之前)可阻止下颌过度后退。斜嵴的位置、形状和高度,会影响到下颌第一磨牙远中颊尖的咬合和滑动。斜嵴的近、远中斜面形态不同:近中斜面斜度较小,远中斜面斜度较大。

第一条三角嵴与近中副嵴之间有一条浅的副沟,为"Stuart(斯图亚特)沟"。下颌趋中运动时,此沟是下颌第一磨牙远中颊尖的运行通道。

（4）远中舌尖（distolingual cusp）：远中舌尖是最小的一个牙尖。三角嵴从牙尖顶伸向远中窝。

（5）窝、沟及点隙（fossa，groove and pit）：𬌗面的中部凹陷成窝，由斜嵴将𬌗面窝分为近中窝及远中窝。近中窝较大，约占𬌗面的2/3，又名中央窝，窝内有中央点隙；远中窝较小，约占𬌗面的1/3。

𬌗面有三条发育沟：颊沟由中央点隙发出，向颊侧越过颊𬌗边缘嵴至颊面。颊沟是侧方运动时下颌第一磨牙远中颊尖的运行通道；近中沟由中央点隙发出向近中，止于近中边缘嵴内侧。近中沟是前伸运动时下颌第一磨牙远中颊尖的运行通道；远中舌沟在斜嵴的远中，向舌侧越过舌𬌗边缘嵴至舌面中部。

（二）上颌第二磨牙（maxillary second molar）

上颌第二磨牙与上颌第一磨牙形态相似，体积稍小（图3-86~图3-89）。一般有两种形态：四尖型和三尖型。

牙冠宽度：9.6mm；

牙冠厚度：11.4mm；

牙冠长度：7.4mm；

牙体总长：19.3mm。

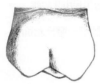 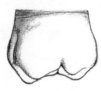 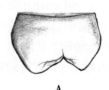 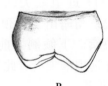

A　　　　　B

图3-86　右侧上 　　图3-87　右侧上 　　图3-88　右侧上颌第二磨牙邻面
颌第二磨牙颊面 　　颌第二磨牙舌面 　　A.近中面　B.远中面

1. 四尖型（with four cusps）　四尖型第二磨牙与第一磨牙相似，也有两个颊尖和两个舌尖，但要稍小一些。远中颊尖向舌侧倾斜度大于上颌第一磨牙，其近中颊轴嵴相对于远中更突出，𬌗面斜方形更明显。近中舌尖占据舌面的比例更大，远中舌尖更小，极少有第五牙尖。斜嵴不明显。

2. 三尖型（with three cusps）　三尖型第二磨牙与第一磨牙差异较大，只有一个较大的舌尖，几乎位于舌面的中部，正对颊沟。

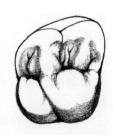

图3-89　右侧上颌第二磨牙𬌗面

（三）下颌第一磨牙

下颌第一磨牙（mandible first molar）为恒牙中萌出最早的牙，约在6岁左右萌出，故也称为"六龄牙"。它是下颌牙列中体积最大的牙。

牙冠宽度：11.2mm；

牙冠厚度：10.5mm；

牙冠长度：7.6mm；

牙体总长：20.5mm。

1. 颊面（buccal surface）　颊面似梯形，近远中径大于𬌗颈径，𬌗缘宽于颈缘（图3-90）。

近中缘长而直,远中缘短而圆突。殆缘可见近中颊尖、远中颊尖和远中尖的半个牙尖。从近中颊尖到远中尖,宽度、高度依次减小。近中颊尖和远中颊尖之间有颊沟通过,从殆面越过颊殆边缘嵴至颊面中部,末端有点隙。颊沟与近中颊轴嵴和远中颊轴嵴平行。远中颊尖和远中尖之间有远颊沟通过,末端无点隙。外形高点在颈 1/3 处。

2. 舌面(lingual surface) 舌面稍小于颊面(图 3-91)。殆缘可见近中舌尖和远中舌尖,近中舌尖略大于远中舌尖。舌尖之间有舌沟通过,从殆面越过舌殆边缘嵴至舌面中部,末端无点隙。舌轴嵴不明显,外形高点位于中 1/3。

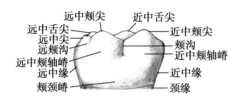

图 3-90 右侧下颌第一磨牙颊面

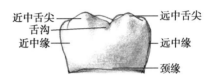

图 3-91 右侧下颌第一磨牙舌面

3. 邻面(proximal surface) 邻面呈四边形,颈部较平坦(图 3-92)。颊尖明显向舌侧倾斜,形成"牙冠避让"现象。近、远中接触区均位于殆 1/3 偏颊侧。

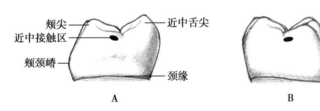

图 3-92 右侧下颌第一磨牙邻面

A. 近中面　B. 远中面

4. 殆面(occlusal surface) 殆面呈长方形,近远中径大于颊舌径,近中边缘嵴长于远中边缘嵴(图 3-93)。颊面远中部分明显向舌侧倾斜。殆面由五个大小不等的牙尖组成:近中颊尖、远中颊尖、远中尖、近中舌尖和远中舌尖。

(1) 近中颊尖(mesiobuccal cusp):近中颊尖三角嵴由牙尖顶伸向舌侧至近中沟,与近中舌尖相对。近中牙尖嵴伸向近中并转向舌侧,形成近中边缘嵴,与三角嵴之间由副沟隔开。

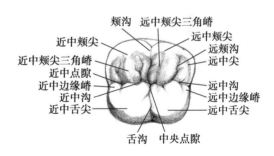

图 3-93 右侧下颌第一磨牙殆面

远中牙尖嵴伸向远中至颊沟处转向舌侧,形成一条细长的副嵴,直接伸至中央窝,但与对颌牙无接触。

(2) 远中颊尖(distobuccal cusp):远中颊尖小于近中颊尖,三角嵴最长,由牙尖顶伸向中央窝,末端形成结节,与对颌牙接触。此三角嵴与上颌第一磨牙近中舌尖三角嵴一样,均较平,隆起度较小,以便为下颌趋中运动留下自由空间。

55

（3）远中尖（distal cusp）：远中尖为下颌第一磨牙最小的尖。在颊面与远中面的转角处，一部分位于颊面，一部分位于远中面。其三角嵴最短，由牙尖顶伸向近中、舌侧至远中窝。

（4）近中舌尖（distolingual cusp）：近中舌尖三角嵴由牙尖顶伸向远中、颊侧至中央窝。近中中央窝处隆起形成结节，与对颌牙接触。

（5）远中舌尖：远中舌尖稍小于近中舌尖。三角嵴由牙尖顶伸向近中、颊侧至中央窝，同样于近中中央窝处隆起成结节，与对颌牙形成咬合接触。与上颌第一磨牙近中颊尖类似，下颌侧方前伸运动中，上颌第一磨牙近中舌尖沿此远中舌尖三角嵴滑行。故远中舌尖较低，且三角嵴隆起度较小。

（6）窝、沟及点隙（fossa，groove and pit）：𬌗面有两个窝：中央窝位于近中颊、舌尖的远中与远中边缘嵴内侧，窝内有中央点隙，上颌第一磨牙近中舌尖咬合于此处；近中颊尖、近中舌尖和近中边缘嵴之间为近中窝，窝内有近中点隙。

𬌗面有五条发育沟：颊沟从中央点隙出发，向颊侧越过颊𬌗边缘嵴至颊面，是下颌侧方运动时，上颌第一磨牙近中颊尖的运行通道；远颊沟从远中沟分出，自远中颊尖和远中尖之间向远颊方向至颊面，是下颌趋中运动时，上颌第一磨牙近中舌尖的运行通道；舌沟从中央点隙出发，向舌侧越过舌𬌗边缘嵴至舌面，是下颌侧方运动时，上颌第一磨牙近中舌尖的运行通道，舌沟较颊沟宽大，更有利于食物排溢到口腔；近中沟从中央点隙发出，向近中止于近中边缘嵴内侧，是下颌后退运动时上颌第一磨牙近中舌尖的运行通道；远中沟从中央点隙发出，向远中止于远中边缘嵴内侧，是下颌前伸运动时上颌第一磨牙近中舌尖的运行通道。

（四）下颌第二磨牙

下颌第二磨牙（mandible second molar）与下颌第一磨牙形态相似，根据𬌗面形态可分为四尖型和五尖型（图 3-94~ 图 3-97）。

图 3-94　右侧下颌第二磨牙颊面

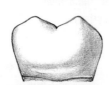

图 3-95　右侧下颌第二磨牙舌面

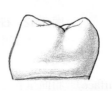

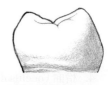

图 3-96　右侧下颌第二磨牙邻面

A. 近中面　B. 远中面

牙冠宽度：10.7mm；

牙冠厚度：10.4mm；

牙冠长度：7.6mm；

牙体总长：19.1mm。

1. 五尖型（with five cusps）　𬌗面有五个牙尖，形态与第一磨牙相似，体积稍小。

2. 四尖型（with four cusps）　𬌗面有 4 个牙尖，近、远中颊尖和近、远中舌尖，没有远中尖。四个牙尖之间分别形成颊沟、舌沟、近中沟和远中沟，呈十字形分布，使整个𬌗面似田字形。

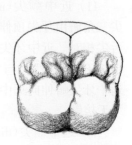

图 3-97　右侧下颌第二磨牙𬌗面

磨牙组纲目结构如下：

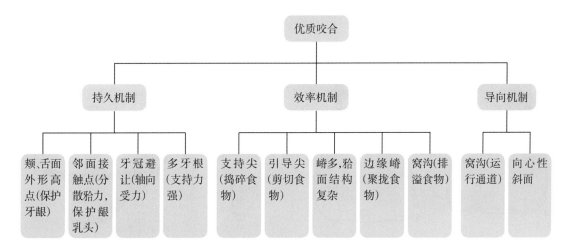

（魏利杉）

思考题

1. 简述牙位区别的三个特征。

2. 简述牙冠避让及意义。

3. 简述牙轴面外形高点及意义。

4. 简述生理𬌗面和解剖𬌗面及意义。

5. 简述各切牙形态与功能的特点。

6. 简述各尖牙形态与功能的特点。

7. 简述各前磨牙形态与功能的特点。

8. 简述各磨牙形态与功能的特点。

9. 名词解释

（1）牙尖

（2）支持尖

（3）引导尖

（4）切嵴

（5）边缘嵴

（6）牙尖嵴

（7）三角嵴

（8）横嵴

（9）斜嵴

（10）轴嵴

（11）颈嵴

（12）舌隆突

（13）窝

（14）发育沟

（15）斜面

（16）生长叶

10. 分别标记上颌中切牙各面结构名称。

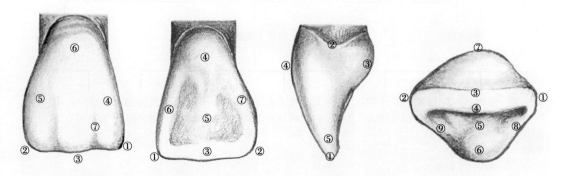

11. 分别标记上颌尖牙各面结构名称。

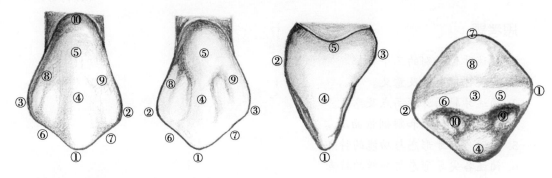

12. 分别标记上颌第一前磨牙各面结构名称。

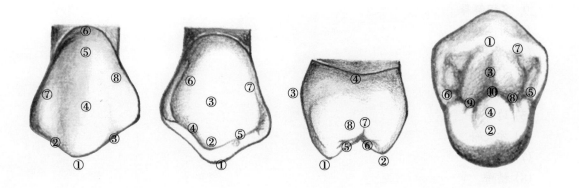

13. 分别标记上、下颌第一磨牙各面结构名称。

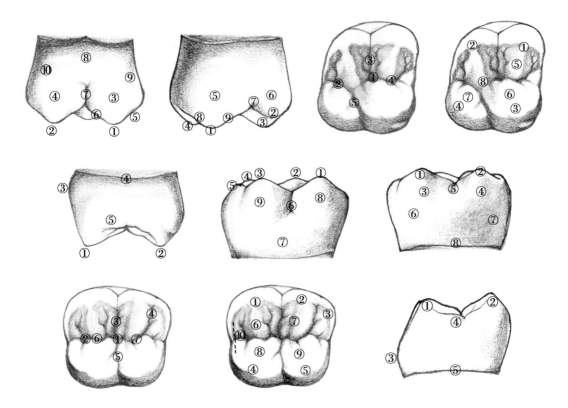

附录:实训教程

实训一　牙体形态绘图

【目的与要求】

通过对每颗牙牙体形态的绘图练习,进一步掌握牙齿形态特征。

【实训内容】

依据牙体数据绘制牙体各面线条图。

【实训用品】

直尺、HB 铅笔、橡皮和素描纸。

【牙体数据】

熟悉恒牙牙体数据,包括牙的全长、冠长、冠宽和冠厚等。牙体数据列表见实训表 1-1。

实训表 1-1　中国人恒牙牙体测量统计表(平均数)

	全长 /mm	冠长 /mm	根长 /mm	冠宽 /mm	颈宽 /mm	冠厚 /mm	颈厚 /mm
上颌牙							
中切牙	22.8	11.5	11.3	8.6	6.3	7.1	6.2
侧切牙	21.5	10.1	11.5	7.0	5.0	6.4	5.9
尖牙	25.2	11.0	14.2	7.9	5.7	8.2	7.7
第一前磨牙	20.5	8.5	12.1	7.2	4.9	9.5	8.4
第二前磨牙	20.5	7.8	12.7	6.7	4.6	9.3	8.3
第一磨牙	19.7	7.3	12.4	10.1	7.6	11.3	10.5
第二磨牙	19.3	7.4	11.9	9.6	7.6	11.4	10.7
第三磨牙	17.9	7.3	10.6	9.1	7.3	11.2	10.3
下颌牙							
中切牙	19.9	9.0	10.7	5.4	3.6	5.7	5.3
侧切牙	21.0	9.5	11.5	6.1	4.0	6.2	5.9
尖牙	24.6	11.1	13.5	7.0	5.4	7.9	7.5
第一前磨牙	20.9	8.7	12.3	7.1	4.9	7.9	6.9
第二前磨牙	20.5	7.9	12.6	7.1	4.9	8.3	7.0
第一磨牙	20.5	7.6	12.9	11.2	8.9	10.5	8.6
第二磨牙	19.1	7.6	12.3	10.7	8.5	10.4	8.7
第三磨牙	18.0	7.1	12.9	11.1	9.2	10.4	8.9

资料来源:《口腔解剖生理学》(第 8 版),人民卫生出版社,2020 年。

注:1. 全长为牙切缘或牙尖顶至根尖的垂直距离;

2. 冠长为牙切缘或牙尖顶至颈缘顶点间的垂直距离(实训图 1-1);

3. 根长为颈缘顶点至根尖末端的垂直距离;

4. 冠宽为牙冠近中面与远中面最突点间的水平距离(实训图 1-1);

5. 颈宽为牙颈缘近中面与远中面最突出点两者间的水平距离;

6. 冠厚为牙冠唇(颊)面与舌面两者最突点间的水平距离(实训图 1-1);

7. 颈厚为牙颈唇(颊)面与舌面颈缘顶两者间的水平距离(实训图 1-1)。

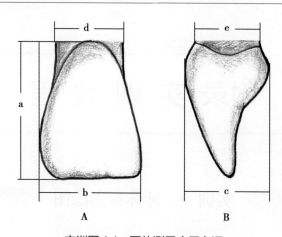

实训图 1-1　牙体测量应用名词
A. 唇面观　B. 邻面观
a. 冠长;b. 冠宽;c. 冠厚;d. 颈宽;e. 颈厚

【方法与步骤】

依据实训表 1-1 中各牙体数据,适当放大比例(可根据实际教学需要调整比例)进行牙体绘图。

1. 以上颌中切牙和下颌第一磨牙为例进行分步骤绘图(实训图 1-2,实训图 1-3)

(1) 画出绘图框:根据牙体全长及冠宽画出绘图框,再根据冠根长度定出冠根分界线,然后定出中线的位置。

(2) 绘制远中缘及远中切(骀)缘:根据各牙邻面外形高点定出远中邻接点的位置,绘制

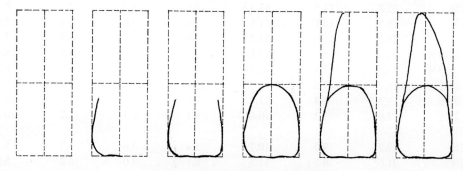

实训图 1-2　上颌中切牙分步骤绘图

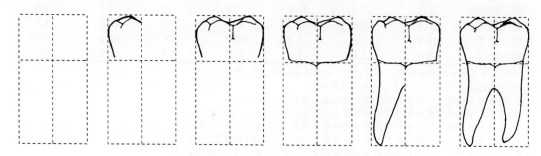

实训图 1-3　下颌第一磨牙分步骤绘图

远中缘及远中切(殆)缘。

(3) 绘制近中缘及近中切(殆)缘:根据近中邻接点的位置,绘制近中缘及近中切(殆)缘,与远中切(殆)缘相连完成切(殆)缘。

(4) 绘制颈缘曲线:根据颈部宽度,绘制颈缘曲线,与近远中缘相连完成冠部唇(颊)面绘图。

(5) 定出根尖所在位置,然后形成远中根缘线。

(6) 形成近中根缘线,完成牙体唇(颊)面绘图。

2. 各组牙牙体绘图

(1) 切牙组牙体绘图

1) 右侧上颌中切牙的绘图方法:见实训图 1-4。

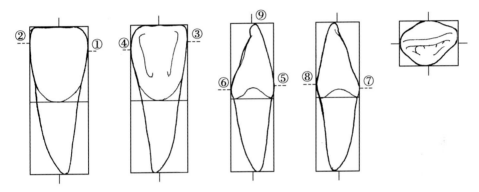

实训图 1-4 右侧上颌中切牙的绘图方法

①、④远中邻接点到切缘边框的距离是冠长的 1/3;②、③近中邻接点到切缘边框的距离是冠长的 1/5;⑤、⑧唇面外形高点到颈缘边框的距离是冠长的 1/6,略偏颈部;⑥、⑦舌面外形高点到颈缘边框的距离是冠长的 1/8;⑨切嵴偏唇侧,到唇面边框的距离是冠厚的 2/5

2) 右侧上颌侧切牙的绘图方法:见实训图 1-5。

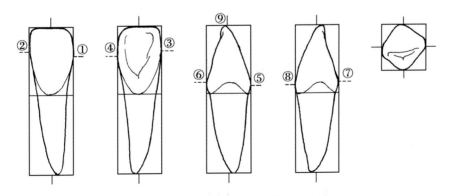

实训图 1-5 右侧上颌侧切牙的绘图方法

①、④远中邻接点到切缘边框的距离是冠长的 2/5;②、③近中邻接点到切缘边框的距离是冠长的 1/3;⑤、⑧唇面外形高点到颈缘边框的距离是冠长的 1/8;⑥、⑦舌面外形高点到颈缘边框的距离是冠长的 1/6;⑨切嵴偏舌侧,到唇面边框的距离是冠厚的 3/5

3) 右侧下颌中切牙的绘图方法:见实训图 1-6。

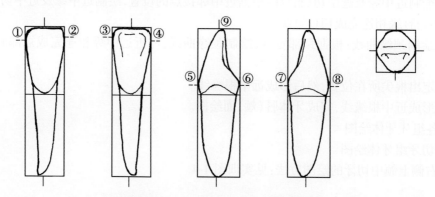

实训图 1-6　右侧下颌中切牙的绘图方法

①、④远中邻接点到切缘边框的距离是冠长的 1/5;②、③近中邻接点到切缘边框的距离是冠长的 1/7;⑤、⑧唇面外形高点到颈缘边框的距离是冠长的 1/6,略偏颈部;⑥、⑦舌面外形高点到颈缘边框的距离是冠长的 1/6;⑨切嵴到唇面边框的距离是冠厚的 1/2,略偏舌侧

4) 右侧下颌侧切牙的绘图方法:见实训图 1-7。

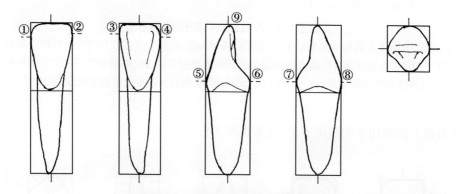

实训图 1-7　右侧下颌侧切牙的绘图方法

①、④远中邻接点到切缘边框的距离是冠长的 1/5;②、③近中邻接点到切缘边框的距离是冠长的 1/6;⑤、⑧唇面外形高点到颈缘边框的距离是冠长的 1/6,略偏颈部;⑥、⑦舌面外形高点到颈缘边框的距离是冠长的 1/6;⑨切嵴到唇面边框的距离是冠厚的 1/2,略偏舌侧

（2）尖牙组牙体绘图

1）右侧上颌尖牙的绘图方法：见实训图1-8。

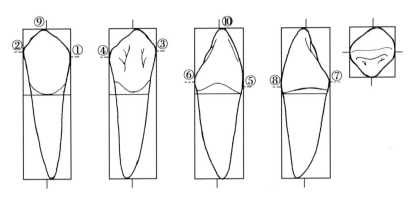

实训图1-8　右侧上颌尖牙的绘图方法

①、④远中邻接点到切缘边框的距离是冠长的2/5；②、③近中邻接点到切缘边框的距离是冠长的1/3；⑤、⑧唇面外形高点到颈缘边框的距离是冠长的1/10；⑥、⑦舌面外形高点到颈缘边框的距离是冠长的1/6；⑨牙尖顶到近中面边框的距离是冠宽的1/2，略偏近中；⑩牙尖到唇面边框的距离是冠厚的1/2，略偏唇面边框

2）右侧下颌尖牙的绘图方法：见实训图1-9。

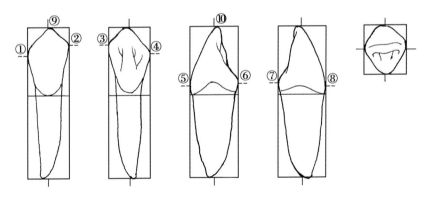

实训图1-9　右侧下颌尖牙的绘图方法

①、④远中邻接点到切缘边框的距离是冠长的1/2，略偏切缘边框；②、③近中邻接点到切缘边框的距离是冠长的1/4；⑤、⑧唇面外形高点到颈缘边框的距离是冠长的1/8；⑥、⑦舌面外形高点到颈缘边框的距离是冠长的1/6；⑨牙尖偏近中，到近中面边框的距离是冠宽的1/2，略偏近中；⑩牙尖偏舌侧，到唇面边框的距离是冠厚1/2，略偏舌侧

（3）前磨牙组牙体绘图

1）右侧上颌第一前磨牙的绘图方法；见实训图 1-10。

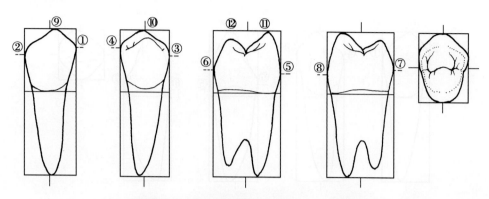

实训图 1-10　右侧上颌第一前磨牙的绘图方法

①、④远中邻接点到𬌗面边框的距离是冠长的 1/3；②、③近中邻接点到𬌗面边框的距离是冠长的 2/5；⑤、⑧颊面外形高点到颈缘边框的距离是冠长的 1/3；⑥、⑦舌面外形高点到颈缘边框的距离是冠长的 1/3；⑨颊尖偏远中，到远中面边框的距离是冠宽的 2/5；⑩舌尖偏近中，到近中面边框的距离是冠宽的 1/3；⑪颊尖到颊面边框的距离是冠厚的 1/5；⑫舌尖到舌面边框的距离是冠厚的 1/4

2）右侧上颌第二前磨牙的绘图方法：见实训图 1-11。

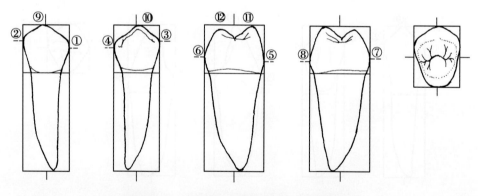

实训图 1-11　右侧上颌第二前磨牙的绘图方法

①、④远中邻接点到𬌗面边框的距离是冠长的 1/2，略靠近𬌗面边框；②、③近中邻接点到𬌗面边框的距离是冠长的 1/3；⑤、⑧颊面外形高点到颈缘边框的距离是冠长的 1/4；⑥、⑦舌面外形高点到颈缘边框的距离是冠长的 1/3；⑨颊尖偏近中，到近中面边框的距离是冠宽的 1/2，略偏近中；⑩舌尖偏近中，到近中面边框的距离是冠宽的 1/2，略偏近中；⑪颊尖到颊面边框的距离是冠厚的 1/5；⑫舌尖到舌面边框的距离是冠厚的 1/4

3) 右侧下颌第一前磨牙的绘图方法:见实训图1-12。

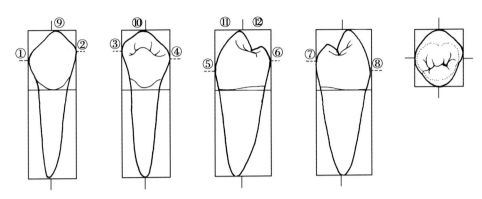

实训图1-12 右侧下颌第一前磨牙的绘图方法

①、④远中邻接点到骀面边框的距离是冠长的1/2;②、③近中邻接点到冠长的1/3;⑤、⑧颊面外形高点到颈缘边框的距离是冠长的1/3;⑥、⑦舌面外形高点到颈缘边框的距离是冠长的1/2;⑨颊尖到近中面边框的距离是冠宽的1/2,略偏近中;⑩舌尖到近中面边框的距离是冠宽的1/3;⑪颊尖到颊面边框的距离是冠厚的1/2,略偏颊侧;⑫舌尖到舌面边框的距离是冠厚的1/6

4) 右侧下颌第二前磨牙的绘图方法:见实训图1-13。

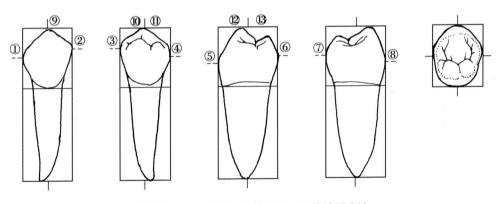

实训图1-13 右侧下颌第二前磨牙的绘图方法

①、④远中邻接点到骀面边框的距离是冠长的1/2;②、③近中邻接点到骀面边框的距离是冠长的1/3;⑤、⑧颊面外形高点到颈缘边框的距离是冠长的2/5;⑥、⑦舌面外形高点到颈缘边框的距离是冠长的1/2;⑨颊尖到近中面边框的距离是冠宽的1/2,略偏近中;⑩近中舌尖到近中面边框的距离是冠宽的2/5;⑪远中舌尖到远中面边框的距离是冠宽的1/3;⑫颊尖到颊面边框的距离是冠厚的1/3,略偏舌侧;⑬舌尖到舌面边框的距离是冠厚的1/6

（4）磨牙组牙体形态绘图

1）右侧上颌第一磨牙的绘图方法:见实训图 1-14。

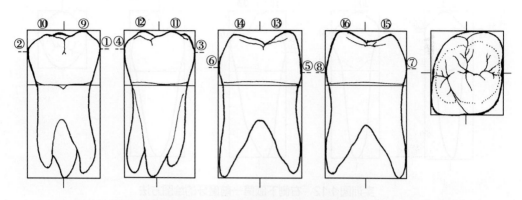

实训图 1-14　右侧上颌第一磨牙的绘图方法

①、④远中邻接点到殆面边框的距离是冠长的 2/5；②、③近中邻接点到殆面边框的距离是冠长的 1/3；⑤、⑧颊面外形高点到颈缘边框的距离是冠长的 1/5；⑥、⑦舌面外形高点到颈缘边框的距离是冠长的 1/2，略偏颈缘边框；⑨、⑩近、远中颊尖到近、远中面边框的距离是冠宽的 1/4；⑪近中舌尖到近中面边框的距离是冠宽的 1/3；⑫远中舌尖到远中面边框的距离是冠宽的 1/5；⑬近中颊尖到颊面边框的距离是冠厚的 1/7；⑭近中舌尖到舌面边框的距离是冠厚的 1/4；⑮远中舌尖到舌面边框的距离是冠厚的 1/6；⑯远中颊尖到颊面边框的距离是冠厚的 1/5

2）右侧上颌第二磨牙的绘图方法:见实训图 1-15。

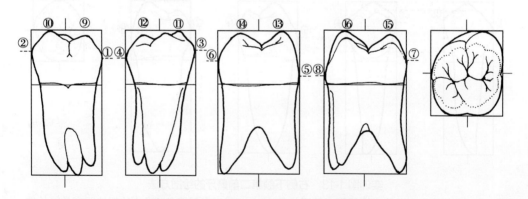

实训图 1-15　右侧上颌第二磨牙的绘图方法

①、④远中邻接点到殆面边框的距离是冠长的 1/2；②、③近中邻接点到殆面边框的距离是冠长的 1/3；⑤、⑧颊面外形高点到颈缘边框的距离是冠长的 1/7；⑥、⑦舌面外形高点到颈缘边框的距离是冠长的 1/2；⑨、⑩近、远中颊尖到近、远中缘的距离是冠宽的 1/4；⑪近中舌尖到近中面边框的距离是冠宽的 1/2，略偏近中；⑫远中舌尖到远中缘的距离是冠宽的 1/4；⑬近中颊尖到颊面边框的距离是冠厚的 1/5；⑭近中舌尖到舌面边框的距离是冠厚的 1/4；⑮、⑯远中颊、舌尖到颊、舌面边框的距离是冠厚的 1/4

3）右侧下颌第一磨牙的绘图方法:见实训图 1-16。

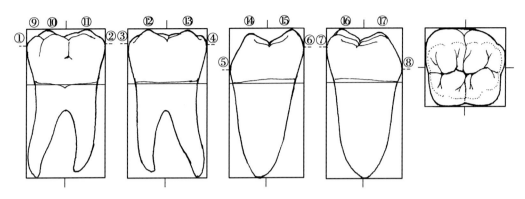

实训图 1-16　右侧下颌第一磨牙的绘图方法

①、④远中邻接点到𬌗面边框的距离是冠长的 1/3;②、③近中邻接点到𬌗面边框的距离是冠长的 1/4;
⑤、⑧颊面外形高点到颈缘边框的距离是冠长的 1/4;⑥、⑦舌面外形高点到颈缘边框的距离是冠长的
1/2,略偏𬌗面边框;⑨远颊尖到远中面边框的距离是冠宽的 1/8;⑩远中颊尖到近中面边框的距离是
冠宽的 2/3;⑪近中颊尖到近中面边框的距离是冠宽的 1/4;⑫近中舌尖到近中面边框的距离是冠宽的
1/4;⑬远中舌尖到远中面边框的距离是冠宽的 1/4,略偏近中;⑭近中颊尖到颊面边框的距离是冠厚的
1/4;⑮近中舌尖到舌面边框的距离是冠厚的 1/6;⑯远中舌尖到舌面边框的距离是冠厚的 1/8;⑰远中
颊尖到颊面边框的距离是冠厚的 1/4,略偏舌侧

4）右侧下颌第二磨牙的绘图方法:见实训图 1-17。

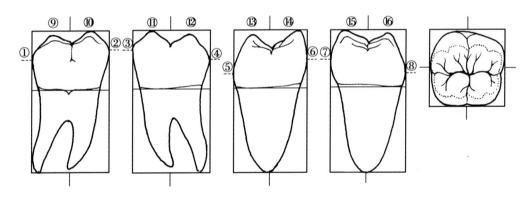

实训图 1-17　右侧下颌第二磨牙的绘图方法

①、④远中邻接点到𬌗面边框的距离是冠长的 1/2;②、③近中邻接点到𬌗面边框的距离是冠长的
1/3;⑤、⑧颊面外形高点到颈缘边框的距离是冠长的 1/5;⑥、⑦舌面外形高点到颈缘边框的距离是
冠长的 1/2;⑨、⑩近、远中颊尖到近、远中面边框的距离是冠宽的 1/4;⑪、⑫近、远中舌尖到近、远中
面边框的距离是冠宽的 1/4;⑬近中颊尖到颊面边框的距离是冠厚的 1/4;⑭近中舌尖到舌面边框的
距离是冠厚的 1/6;⑮远中舌尖到舌面边框的距离是冠厚的 1/6;⑯远中颊尖到颊面边框的距离是冠
厚的 1/4

【注意事项】

1. 各面定点位置要准确。

2. 各线条圆滑,不可有转折角。

【思考题】

1. 牙体绘图的方法与步骤。

2. 牙体绘图要点。

【撰写实训报告】

实训二 技工室操作规范

【目的与要求】

通过对仪容仪表、工作姿势、环境要求、操作支点、工具摆放及保养和安全防护常识的了解和训练,让学生从进入实验室起就可以养成良好的工作习惯,掌握技工室操作规范。

【实训内容】

1. 技工室着装要求。

2. 工作姿势及环境要求。

3. 操作支点。

4. 工具摆放及保养。

5. 安全防护常识。

【方法与步骤】

1. 熟悉操作规范

(1) 仪容仪表:技师进入技工室前,要求着装整洁、规范,头发不外露。

(2) 工作姿势:技师主要以伏案工作为主,正确的工作姿势对于技师制作修复体的精准性和身体健康尤为重要。姿势不当可引起肩颈部疲劳、疼痛,长期可导致脊椎疾病,甚至可引起内部器官错位损害人体健康。

1) 站姿:技师垂直站立,双脚分开与肩同宽。这种姿势能保持重心的最大稳定性(实训图2-1)。

2) 坐姿:首先调整座椅高度:桌面与肘弯部等高,便于肘部支撑于肘托。大腿与地面平行,小腿与大腿成90°,两脚分开,与肩部同宽,脚尖微向外。操作时,后背挺直。前胸距离工作桌前缘约一拳的距离(实训图2-2)。

(3) 操作支点:口腔科技师总是在小范围内精准操作,操作过程中必须有支点,以保证动作的稳定性和准确性。支点包括前臂支点和手部支点。

1) 手臂支点:操作时,双侧前臂放于操作台面,前臂靠

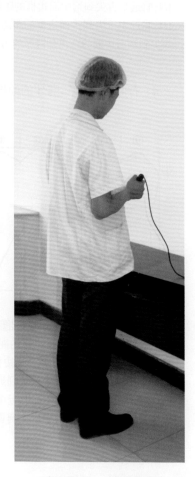

实训图2-1 正确站姿

近肘部 1/3 处稳固地支撑在肘托或操作台边缘,作为最有力的支点,保证操作时双臂的稳定(实训图 2-3)。

2)手部支点

① 执笔式握持工具:右手无名指的指肚置于左手中修复体附近的某一位置作为支点,此位置必须稳定且便于工具在修复体表面操作(实训图 2-4)。

② 直握式握持工具:大拇指的指肚置于左手中修复体附近的某一位置作为支点,此位置必须稳定且便于工具在修复体表面操作(实训图 2-5)。

2. 明确工具的摆放及保养

(1)工具的摆放

1)酒精灯或电蜡刀:放于操作者正前方,距工作台后缘 30cm 处,与人体中线基本一致。灯帽放于酒精灯右侧约 2cm 处,与酒精灯的连线平行于工作台边缘。

实训图 2-2　正确坐姿

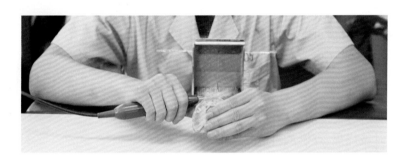

实训图 2-3　手臂支点

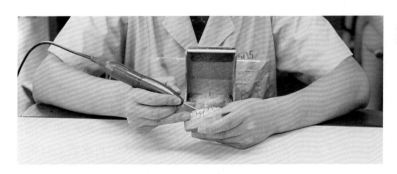

实训图 2-4　右手执笔式操作支点

2)滴蜡器、雕刻刀、手术刀、软毛刷:放于操作者右侧,与中线平行,距中线约 15cm,距工作台后缘约 15cm,工作端朝向前方。

3)蜡盒:放于酒精灯后部约 2cm 处,与中线一致。

4)分离剂:放于蜡盒的左侧,距蜡盒 2cm 处,与蜡盒的连线平行于工作台边缘。

5) 纸巾:放于操作者正前方,距工作台后缘约 15cm(实训图 2-6)。

(2) 工具的保养

1) 堆蜡工具工作端不可在火焰上长时间加热。

2) 堆蜡工具使用完毕,在火焰上稍加热后用纸巾擦干净表面余蜡,使工具光洁如新。

3) 软毛刷用完后,在吸风口处用气枪对准毛刷,吹去多余蜡屑。

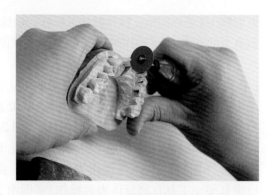

实训图 2-5　右手直握式操作支点

3. 熟悉安全防护常识　为保护操作者,应遵循以下安全措施:

(1) 眼睛的保护:强光、酸、腐蚀性烟雾和飞扬颗粒会对眼睛造成损害,操作时需戴防护镜。

(2) 手的保护:操作者不可留长指甲,以免蓄积脏东西或者裂开,引起指端受伤。患者的印模、模型或戴过的义齿可能携带感染性微生物,为避免感染在接触义齿前应先对模型进行消毒和戴用橡胶手套,义齿处理完成后及时洗手,保持干净。

(3) 头发的保护:长发应完全塞入帽子内,避免靠近明火时被烧焦、点燃或打磨义齿时卷入高速旋转的手机内。

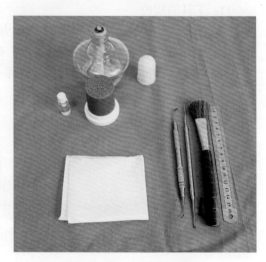

实训图 2-6　工具的摆放

(4) 尖锐工具的使用:使用手术刀或雕刻刀等尖锐工具时一定要找好稳定的支点,以免用力时支点滑动而划伤手指或导致修复体破坏。

(5) 热源及易燃物的防护常识

1) 口腔科技师必须熟悉报火警的程序及灭火器的使用方法。

2) 下班离开工作室之前,认真检查及关闭所有设备的电源。

3) 使用酒精灯时,酒精的量勿超过酒精灯容积的 2/3,勿少于 1/3;用前松动灯芯,放出灯内挥发的酒精气体;酒精灯严禁相互点火,防止酒精溢出造成火灾;熄灭酒精灯时,严禁用嘴吹灭,应使用灯帽盖灭火焰,然后取下灯帽,确认火已熄灭时再次盖上灯帽。

4) 使用煤气灯时的注意事项:点火前,先松开煤气灯的阀门,然后左手打开煤气开关,右手同时点火;使用中适当调整火焰的大小,不可过大,7cm 高的火焰即可;熄火时,先关掉煤气总开关,再拧紧煤气灯的阀门,使管道内的煤气完全燃尽。

(6) 空气中灰尘及烟雾的防护

1) 确保所有的排气扇正常工作。

2) 所有酸容器应贴上标签,盖子拧紧,防止溢出;酸及其他含毒烟物质应在排气罩下使用。

3) 打磨、抛光过程中戴用合适的口罩,防止吸入灰尘及颗粒物。

(7) 用电安全

1) 电源开关外壳和电线绝缘有破损、不完整或带电部分外露时,应立即找电工进行维修。操作中一旦发现电路问题,立即停止工作,马上报告检修人员。

2) 插头接触松时容易导致接触不良或电线发热,严重可引起火灾,应及时修理。

3) 技工室的有些设备(比如烤瓷炉)要求保持通电状态。下班时,要拔掉所有不属于此类型仪器的电源。

4) 避免湿手触摸开关、插座及其他带电的设备,严禁用湿布擦拭使用中的电器。进行电器修理或搬动带电设备前必须先切断电源。

5) 遇有电器着火,首先切断电源再救火。

6) 发现有人触电,不能直接接触触电者,应用木棒或其他绝缘物将电源线挑开,使触电者脱离电源。

【思考题】

1. 技工室操作姿势及要点。

2. 技工室操作的支点。

3. 常用工具的摆放。

4. 使用酒精灯与煤气灯时的注意事项。

【撰写实训报告】

(原 琴)

实训三　系统性仿天然牙石膏雕刻技术

系统性仿天然牙石膏雕刻技术是通过石膏牙的雕刻,进一步认识、掌握牙齿形态的细微结构,根据其操作特点可称为"减法成形"。相比于堆蜡技术,石膏雕刻技术在外形轮廓和细节特征方面的体现较为明显,可进一步强化学生对牙齿形态的认识。

堆蜡技术的特点在于能够反复的堆蜡、修整,达到满意的形态,适用于对形态把握不是很到位的初学者,但其弊端是要反复练习对蜡的控制;雕刻技术则要求操作者在对形态有一定认识的基础上进行精雕细刻,尤其是对轮廓和细节的掌握。

雕刻的历史悠久,木雕、石雕、玉雕……,一般选用硬度适中、容易雕刻塑形的石膏为材料来雕刻牙齿。雕刻的意义在于削减,确切地说,就是由外向内,一步步通过减去废料,循序渐进的将牙齿形态挖掘、显现出来,从而对牙齿形态与功能有更完整、系统的认识。

操作过程中,持刀姿势的正确与否不仅影响雕刻操作的顺利进行,而且还会引起安全方面的问题。根据切除石膏的多少、位置,雕刻刀的持刀方法,可分为以下三种(实训图 3-1):

1. 握笔法　适用于细节雕刻,一般用较小的雕刻刀。主要握刀的手指是拇指、示指和中指,而无名指、小指在雕刻时用作支持。

2. 竖切法　适用于需大量且垂直切削石膏,一般用较大的雕刻刀。握刀的方法基本与握笔法一致。

3. 横削法　适用于大量切削石膏,且使石膏表面具有一定弧度,如线角位置。将刀柄

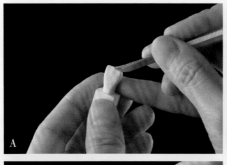
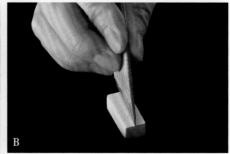
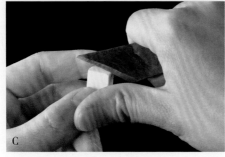

实训图 3-1　常用的持刀方法
A.握笔法　B.竖切法　C.横削法

全部握在第二、三、四、五指内,拇指用作支点。用刀时刀口向着雕刻者,刃部对准雕刻物。

一、上颌中切牙雕刻成形

【目的与要求】

1. 练习雕刻刀的使用方法。

2. 通过石膏雕刻,强化对上颌中切牙的外形轮廓及细节特征的认识。

【实训内容】

在石膏条上完成上颌中切牙的雕刻成形。

【实训用品】

石膏条、雕刻刀、分规、直尺、铅笔和毛刷（实训图 3-2）。

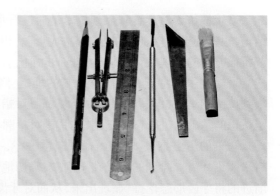

实训图 3-2　实训用品

【方法与步骤】

（一）雕刻外形轮廓

牙齿外形轮廓与牙面不同。唇面是指牙冠唇侧切缘、颈缘,以及近、远中缘之间的牙面;唇面外形轮廓则是指从唇面观察到的牙冠最突点连线形成的区域。正确掌握外形轮廓与面之间的关系,可以适当调整牙冠视觉大小,并增加立体感（实训图 3-3,实训图 3-4）。

前面所学的画图,主要是画出牙齿的外形轮廓线。其重点在于外形轮廓线上特殊位置的点（如近、远中切角、邻面外形高点等）,以及连接这些点的弧线。

石膏雕刻首先是在石膏条上画出牙冠外形轮廓线,然后切除多余石膏,初步形成牙冠的外形轮廓。

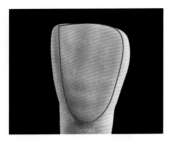
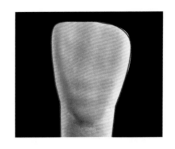

实训图 3-3　中切牙唇面轮廓　　实训图 3-4　中切牙唇面外形轮廓

　　测量参照牙的唇舌径、近远中径,按尺寸灌制石膏条。各面可适当放大 1mm,方便后期修改和调整。但不可放大过多,否则牙冠轮廓尺寸太大,影响最终形态(实训图 3-5~ 实训图 3-7)。

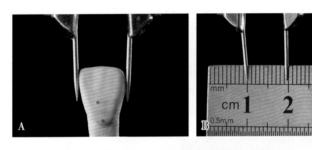

实训图 3-5　测量参照牙的近远中径
A. 参照牙近远中径　B. 测量近远中径宽度

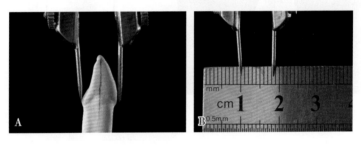

实训图 3-6　测量参照牙的唇舌径
A. 参照牙唇舌径　B. 测量唇舌径宽度

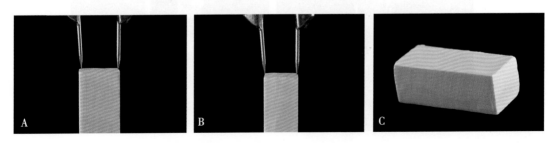

实训图 3-7　根据参照牙的尺寸灌制石膏条
A. 石膏条宽度　B. 石膏条厚度　C. 灌制石膏条

1. 雕刻近中面外形轮廓(实训图3-8)

(1)绘制近中面外形轮廓线:绘制外形轮廓线可根据画图的方法,测量各个重要位置(尤其是弧线转折的位置,如切缘、各面外形高点等)到牙冠边框的距离,并在石膏条上找到相应的位置,按照各段弧线的走行画出牙冠近中面的外形轮廓线。由于测量的是空间三维的立体实物,相对于平面测量难度较大,可以用分规、直尺等在不同位置、多次测量,如实训图3-9~实训图3-13所示,分别测量切缘到唇、舌面边框的垂直距离,能更准确地确定切缘在唇舌向的位置。从不同的位置、不同的方向进行测量,准确地在参照牙上画出的外形轮廓线位置,为最终雕刻完成的形态做好基础。注意:外形轮廓线的走行要圆滑。

(2)雕刻近中面外形轮廓:沿着绘制的外形轮廓线切除外侧的多余石膏(实训图3-14,实训图3-15)。注意:切除时要垂直向下,不可倾斜。为了后期留有

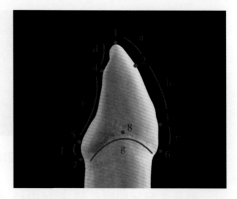

实训图3-8　近中面外形轮廓的点与线
点:1.切端;2.唇面切1/3转折点;3.唇面外形高点;4.舌面切1/3转折点;5.舌面外形高点;6.唇面最低点;7.舌面最低点;8.颈曲线最高点
线:a.唇面切1/3;b.唇面中1/3;c.唇面颈1/3;d.舌面切1/3;e.舌面中1/3;f.舌面颈1/3;g.颈缘线

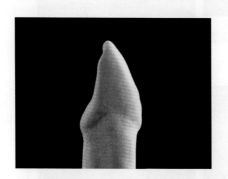

实训图3-9　参照牙(近中面观)

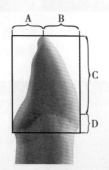

实训图3-10　根据画图的方法进行测量

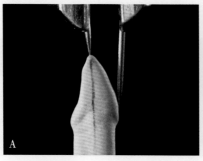

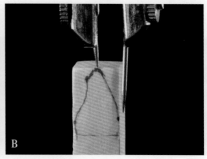

实训图3-11　分规测量切缘到唇面边框距离的方法
A.测量切缘到唇面外形高点的水平距离　B.石膏条上确定切缘位置

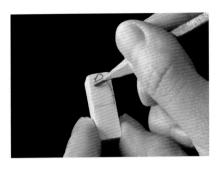

实训图 3-12　绘制近中面外形轮廓线

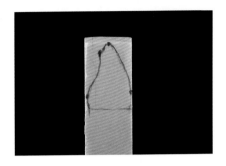

实训图 3-13　绘制完成的近中面外形轮廓线

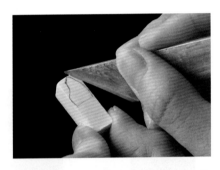

实训图 3-14　切除外形轮廓线外的石膏

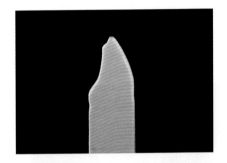

实训图 3-15　完成的近中面外形轮廓

修补的余地,可适当地多留一些石膏,即在外形轮廓线的外侧切除,但不可过多,否则最终会使得雕刻牙过大,不好修整。一般在外形轮廓线外侧 0.5~1mm 即可。此步骤需大量并且垂直切割石膏条,故选用竖切法较为理想,容易切割。

2. 雕刻唇面外形轮廓(实训图 3-16)　仔细观察,分别对比近、远中各点、线的区别,整体把握中切牙唇面的外形轮廓(实训表 3-1)。

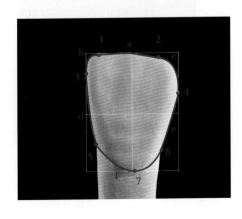

实训图 3-16　唇面外形轮廓的点与线
点:1. 切缘的近中侧;2. 切缘的远中侧;3. 近中面外形高点;4. 远中面外形高点;5. 颈缘线近中侧;6. 颈缘线远中侧;7. 颈缘线最低点
线:a. 切缘;b. 近中切角;c. 远中切角;d. 近中面外形线;e. 远中面外形线;f. 颈缘线

实训表 3-1　唇面外形轮廓的近、远中对比

	近中	远中
点	1. 距边框近	2. 距边框远
	3. 高	4. 低
	5. 高	6. 低
	7. 位于中央稍偏远中	
线	a. 切缘整体偏向近中	
	b. 较锐	c. 较圆钝
	d. 较直立	e. 偏倾斜
	f. 最低点偏远中,故近、远中弧线并不对称	

注:表中各数字、字母与实训图 3-16 相对应。

（1）绘制唇面外形轮廓线:根据参照牙,在完成邻面轮廓的石膏条上绘制唇面的外形轮廓线。注意转折点的位置及各段弧线的走行(实训图 3-17,实训图 3-18)。

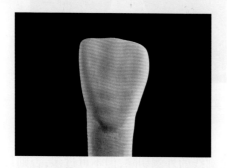

实训图 3-17　参照牙(唇面观)

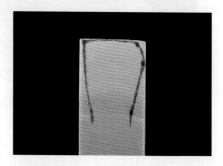

实训图 3-18　绘制唇面外形轮廓线

（2）雕刻唇面外形轮廓:切除外形轮廓线外侧的石膏(实训图 3-19)。

3. 雕刻切端外形轮廓(实训图 3-20)

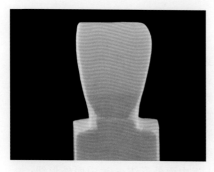

实训图 3-19　完成的唇面外形轮廓

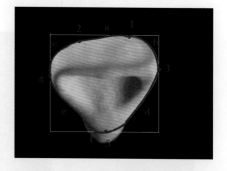

实训图 3-20　切端外形轮廓的点与线

点:1.唇面的近中;2.唇面的远中;3.近中邻面外形高点;4.远中邻面外形高点;5.舌面外形高点

线:a.唇面;b.近中邻面外形线;c.远中邻面外形线;d.舌面近中外形线;e.舌面远中外形线;f.舌隆突外形线

仔细观察,分别对比近、远中各点、线的区别,整体把握中切牙切端的外形轮廓(实训表3-2)。

实训表 3-2 切端外形轮廓的近、远中对比

	近中	远中
点	1. 距边框近	2. 距边框远
	3、4. 位置根据邻面形态的不同而有所改变	
	5. 位于中央稍偏远中	
线	a. 切缘整体偏向近中	
	b. 角度锐	c. 角度钝

注:表中各数字、字母与实训图3-20相对应。

(1) 绘制切端标记线:从切端观察,牙冠从唇面、舌面转向邻面的区域,均按照一定的弧度过渡,而且每个转角的弧度都不同。仔细观察,唇面近中角度较锐,远中角度圆钝,且向舌侧倾斜较多;舌侧均近、远中转角均向中间收缩较多,但角度不同。在雕刻牙上标记出相应的位置。此区域对牙冠形态影响较大,应予以更多的关注。这一步对初学者来说,相对较难,可能很难画出适当的弧度,寻找到合适的切除石膏区域,需要多观察参照牙,反复修整(实训图3-21,实训图3-22)。

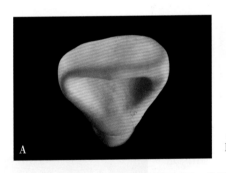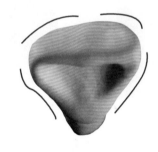

实训图 3-21 参照牙的外形轮廓
A. 参照牙 B. 切端外形轮廓

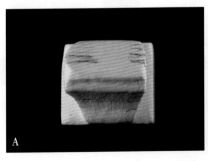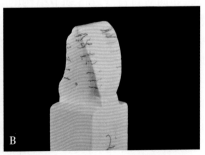

实训图 3-22 标记石膏牙需要切除的区域
A. 切端观 B. 近中唇面观

（2）切削多面体：切除铅笔标记区域的石膏，形成多面体的形态。因为需要在石膏条上切割出一定的弧度，完成此步骤选用横削法较理想，可以很好地控制刀的走行，完成正确的切削（实训图 3-23，实训图 3-24）。注意：此步骤切削要与牙冠切缘至颈缘的形态一致，切缘至外形高点逐渐突出，向颈缘方向又逐渐内收，故形成特定的弧度，雕刻刀切削时，要随时改变方向及力度。可以适当多留一些石膏，防止切削过多，无法补救。切记"尺寸宜大不宜小，牢记雕刻是减法"。

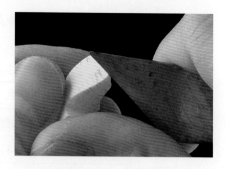

实训图 3-23　切削多面体

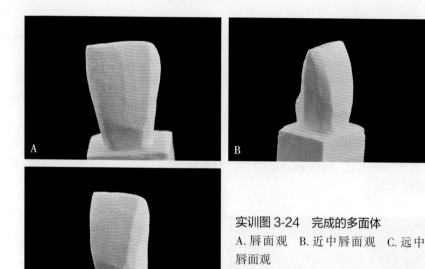

实训图 3-24　完成的多面体
A.唇面观　B.近中唇面观　C.远中唇面观

（3）完成外形轮廓：修整多面体，使之各面圆滑，完成切端观察时，牙冠的外形轮廓如实训图 3-25 所示。

至此，完成了石膏牙整体轮廓的雕刻。下面分别从唇面、舌面、邻面对石膏牙进行细节结构的雕刻。

（二）雕刻细节特征

细节特征的体现，依赖于细致入微的观察。牙齿形态要把握的是整体的外形，及其内侧的缘、牙釉质突起、阴影等所构成的"形"。

正确的把握外形轮廓线比较容易，但对于表面细节特征、凹凸形态，需要从各个不同的观察视角来把

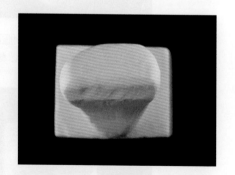

实训图 3-25　完成的切端外形轮廓

握。不仅需要从各个牙面观察，而且要从相邻两面之间观察。如从近中 - 唇面方向观察牙冠，既可以看到唇面细节，又可以看到邻面以及它们之间的过渡关系，这对于牙齿形态的把握有很大的帮助。

观察牙齿细节特征,要注意光线的角度、强度,阴影对细节特征的体现有很大影响(实训图 3-26)。

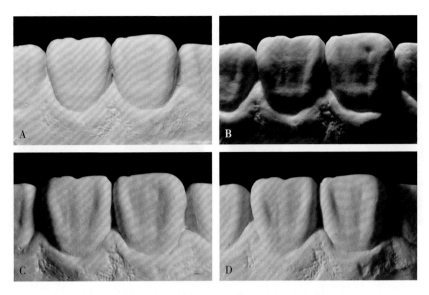

实训图 3-26　不同光源的强度、角度对细节的影响
A.正面强光　B.上面光源　C.右侧光源　D.左侧光源

雕刻细节特征需要握笔法,使用较小的雕刻刀,分别对石膏牙唇面、舌面、邻面进行细微雕刻。

1. 唇面　分别从唇面、切端、近中唇面和远中唇面观察(实训图 3-27)。

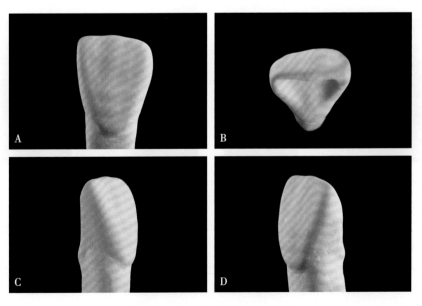

实训图 3-27　参照牙的唇面形态
A.唇面观　B.切端观　C.近中唇面观　D.远中唇面观

中切牙唇面的细节特征从以下几个方面来体现:

(1) 颈缘:中切牙颈缘呈弧形,其顶点稍偏向远中,至切缘的距离显示着唇面的长度。雕刻时,可测量参照牙切缘到颈缘顶点的距离,来确定颈缘的位置。由颈缘顶点按一定的弧度分别向近、远中方向转入邻面。从邻面可观察到,牙冠向牙根的过渡区域稍突起,此部位在口内被牙龈包裹,可撑起牙龈(实训图 3-28,实训图 3-29)。

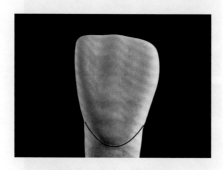

实训图 3-28 唇面颈缘

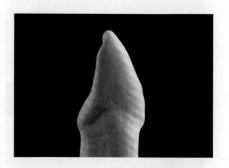

实训图 3-29 牙冠向牙根过渡区域

(2) 近、远中缘:仔细观察中切牙近、远中缘,具有不同的弧度。近中缘稍直,且基本与牙体长轴(图中白色虚线)平行;远中稍弯曲。两者之间的距离从切端向颈部逐渐变窄,使得牙冠呈现切端宽、颈部窄的形态。而且,临床上可通过改变此距离来调整牙冠的视觉大小(实训图 3-30)。在形成近、远中缘时,要注意其外侧到外形轮廓线之间的区域,同样会影响牙冠的视觉形态。

(3) 发育沟:中切牙发育沟位于唇面切 1/3 至中 1/3 的近、远中部分。浅而宽,似三角形,近中长,远中短(实训图 3-31)。

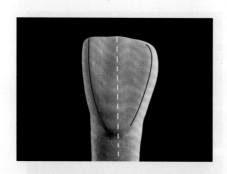

实训图 3-30 唇面近、远中缘

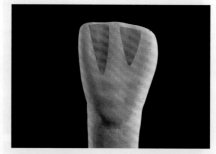

实训图 3-31 唇面发育沟

(4) 横纹:横纹主要位于唇面颈 1/3,2 条或 3 条不等,有些牙齿会过渡到中 1/3,甚至切 1/3。呈水平状,略突向颈部(实训图 3-32)。

分别从唇面、邻面、切端以及近中唇面、远中唇面,仔细观察牙冠唇面,把握细节特征。雕刻细节应非常精细,使用小号的雕刻刀并采用握笔法进行雕刻(实训图 3-33,实训图 3-34)。

2. 舌面 分别从舌面、切端、近中舌面、远中舌面观察(实训图 3-35)。

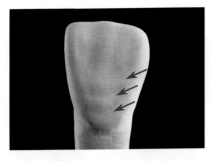

实训图 3-32　横纹

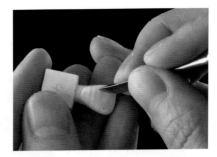

实训图 3-33　雕刻唇面细节

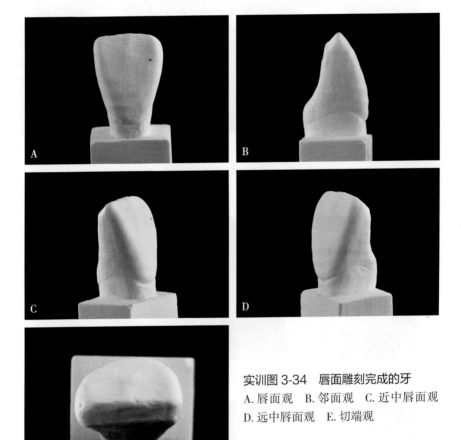

实训图 3-34　唇面雕刻完成的牙
A. 唇面观　B. 邻面观　C. 近中唇面观
D. 远中唇面观　E. 切端观

　　中切牙舌面细节特征从以下几方面体现:
　　(1) 颈缘:中切牙舌侧颈缘同样呈弧形,但相对于唇面颈缘更窄(实训图 3-36)。
　　(2) 舌隆突:舌隆突位于颈 1/3,稍偏远中(实训图 3-37)。
　　(3) 边缘嵴:舌面观察边缘嵴,为明显的牙釉质隆起,近、远中长度、宽度、走行均有区别,需仔细观察。从邻面观察,呈 S 形,分别在切角及舌窝位置呈凹形(实训图 3-38)。

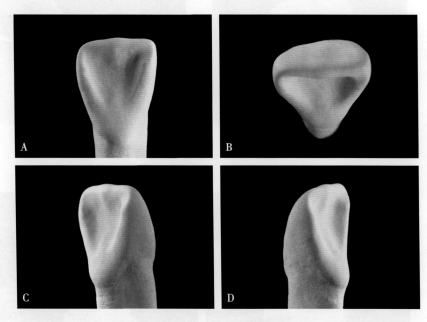

实训图 3-35　参照牙的舌面形态

A.舌面观　B.切端观　C.近中唇面观　D.远中唇面观

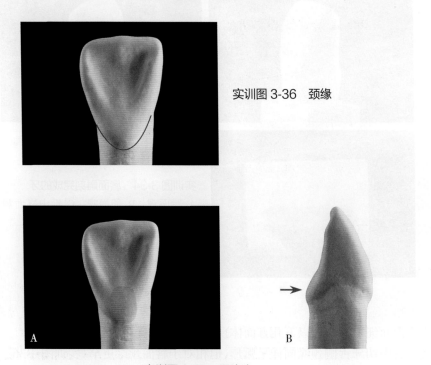

实训图 3-36　颈缘

实训图 3-37　舌隆突

A.舌面观　B.邻面观

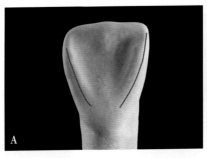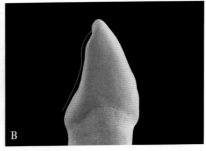

实训图 3-38　边缘嵴
A. 舌面观　B. 邻面观

(4) 切嵴:切嵴位于切端,中部稍厚,并有小的牙釉质隆起伸向舌窝。在近中切角处,与近中边缘嵴相连,在远中切角处,与远中边缘嵴之间呈开放状态,不仅使得牙齿视觉变薄,并且在侧方运动时,能够有效的减少干扰(实训图 3-39)。

(5) 舌窝:舌窝较宽大,注意其深度。其四周与切嵴、边缘嵴、舌隆突过渡的角度均不相同,需仔细雕刻(实训图 3-40)。

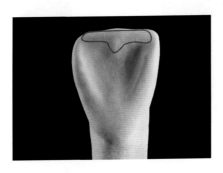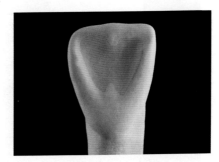

实训图 3-39　切嵴　　　　　　　　实训图 3-40　舌窝

分别从舌面、邻面、切端以及近中舌面、远中舌面方向,仔细观察牙冠舌面,把握细节特征(实训图 3-41)。

3. 邻面　邻面细节结构相对较少,但需要注意外形高点、颈缘线,以及颈部凹陷的位置(实训图 3-42)。

4. 完成雕刻　对各面进行精细雕刻,完成雕刻(实训图 3-43)。

【注意事项】

1. 严格按参照牙的尺寸雕刻上颌中切牙牙冠的近远中径、唇舌径和切颈径。

2. 正确雕刻各轴面的外形高点。

3. 正确雕刻出各面的细微解剖结构。

4. 雕刻时注意近、远中切角的区别。

5. 注意舌侧近、远中边缘嵴的形态、突度。

【思考题】

1. 上颌中切牙牙冠解剖形态特点。

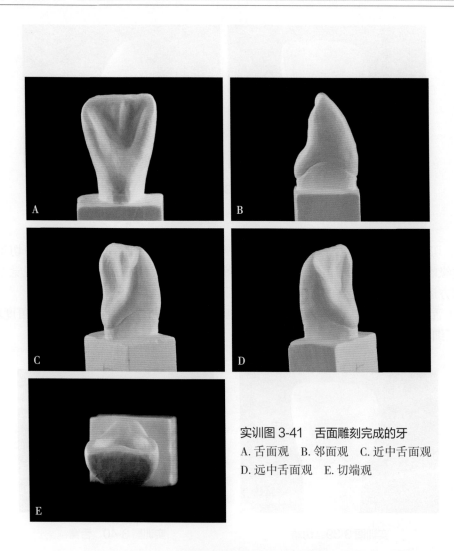

实训图 3-41　舌面雕刻完成的牙
A. 舌面观　B. 邻面观　C. 近中舌面观
D. 远中舌面观　E. 切端观

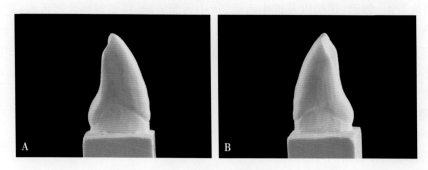

实训图 3-42　邻面完成
A. 近中面　B. 远中面

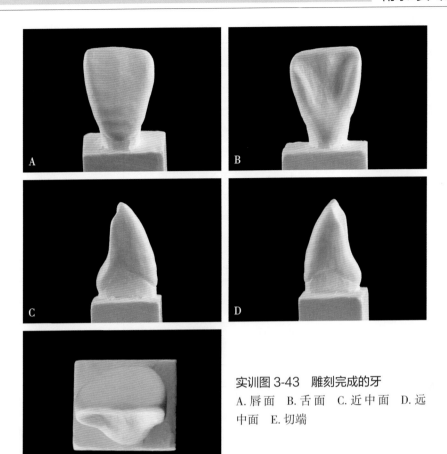

实训图 3-43　雕刻完成的牙
A.唇面　B.舌面　C.近中面　D.远中面　E.切端

2. 上颌中切牙牙冠石膏雕刻操作步骤。

3. 雕刻上颌中切牙时的注意事项。

【评分标准】

上颌中切牙评分标准

班级_____　姓名_____

考核内容	考核要点	配分	得分
体积 （15分）	唇舌径	5	
	近远中径	5	
	切颈径	5	
唇面 （18分）	似梯形	3	
	近远中径与切颈径比例	3	
	切缘长于颈缘	3	
	唇面外形高点位于颈 1/3	3	
	角度特征明显	3	
	发育沟位置	3	

续表

考核内容	考核要点	配分	得分
舌面 (12分)	似梯形	3	
	小于唇面	2	
	切嵴宽度及角度	2	
	外形高点在颈1/3	3	
	舌隆突偏远中	2	
近中面 (22分)	近似三角形	2	
	唇缘弧度	2	
	舌缘弧度	2	
	颈部凹陷	3	
	唇舌径与切颈径比例	4	
	舌隆突突度	3	
	近中面大而平	3	
	接触区位置	3	
远中面 (9分)	较近中面圆突	3	
	颈部略凹	3	
	接触区位置	3	
切嵴 (10分)	切端观唇面曲率特征	5	
	切嵴位于牙长轴唇侧	5	
整体情况 (14分)	牙体各部分光滑	4	
	整体协调	10	
总分		100	

【撰写实训报告】

二、上颌尖牙雕刻成形

【目的与要求】

1. 练习雕刻刀的使用方法。

2. 强化上颌尖牙的外形轮廓及细节特征的认识。

【实训内容】

在石膏条上完成上颌尖牙的雕刻成形。

【实训用品】

同"上颌中切牙雕刻成形"。

【方法与步骤】

雕刻上颌尖牙与上颌中切牙基本相同,分别从唇面、舌面、近中面、远中面、切端、近中唇面和远中唇面观察参照牙,在石膏条上雕刻外形轮廓及细节特征(实训图3-44)。

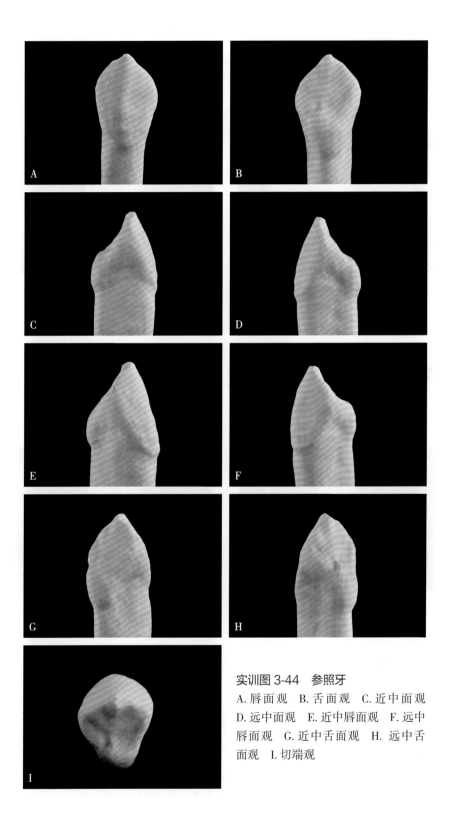

实训图 3-44　参照牙
A.唇面观　B.舌面观　C.近中面观
D.远中面观　E.近中唇面观　F.远中
唇面观　G.近中舌面观　H.远中舌
面观　I.切端观

（一）雕刻外形轮廓

1. 雕刻近中面外形轮廓

（1）绘制近中面外形轮廓线:从近中面观察右侧上颌尖牙,方法同上颌中切牙,在石膏条上绘制近中面观察的外形轮廓线。注意:牙尖顶的位置、唇、舌面外形高点的位置(实训图3-45,实训图3-46)。

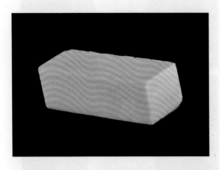

实训图 3-45　根据参照牙的尺寸灌制石膏条

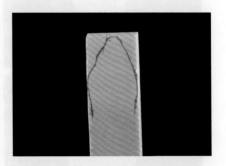

实训图 3-46　绘制近中面外形轮廓线

（2）雕刻近中面外形轮廓:见实训图3-47。

2. 雕刻唇面外形轮廓

（1）绘制唇面外形轮廓线:见实训图3-48。

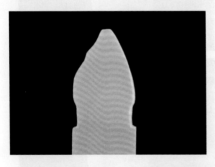

实训图 3-47　完成的近中面外形轮廓

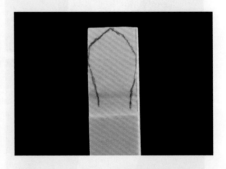

实训图 3-48　绘制唇面外形轮廓线

（2）雕刻唇面外形轮廓:切除外形轮廓线外侧的石膏(实训图3-49)。

3. 雕刻切端外形轮廓

（1）绘制切端标记线:见实训图3-50。

（2）雕刻切端外形轮廓:切除标记区域的石膏,形成多面体并修整,完成切端观察时,牙冠的外形轮廓如实训图3-51和实训图3-52所示。

（二）雕刻细节特征

1. 唇面　分别从唇面、邻面、切端以及近中唇面、远中唇面方向,仔细观察牙冠唇面,把握细节特征(实训图3-53,实训图3-54)。

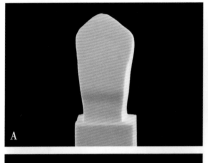
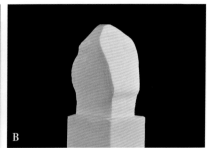
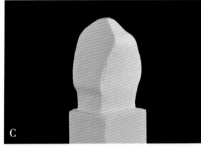

实训图 3-49　完成的唇面外形轮廓
A.唇面观　B.近中唇面观　C.远中
唇面观

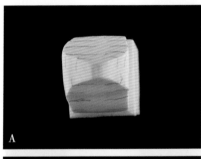
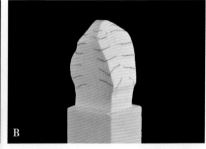
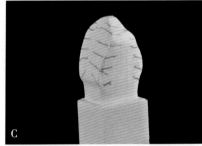

实训图 3-50　石膏牙需要切除的区域
A.切端观　B.近中唇面观　C.远中
唇面观

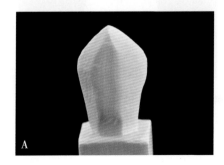

实训图 3-51　完成的多面体

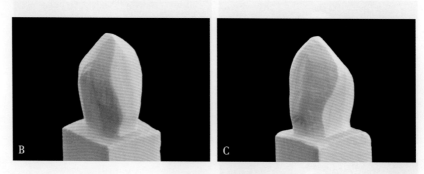

实训图 3-51(续)
A.唇面观　B.近中唇面观　C.远中唇面观

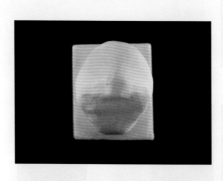

实训图 3-52　完成切端的外形轮廓

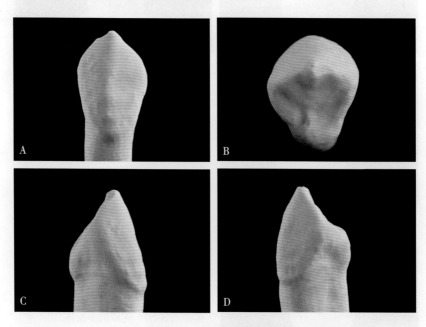

实训图 3-53　参照牙的唇面形态
A.唇面观　B.切端观　C.近中唇面观　D.远中唇面观

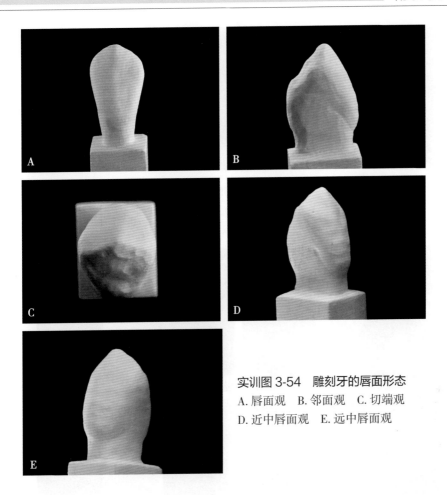

实训图 3-54　雕刻牙的唇面形态
A. 唇面观　B. 邻面观　C. 切端观
D. 近中唇面观　E. 远中唇面观

2. 舌面　分别从舌面、切端、近中舌面、远中舌面观察(实训图 3-55,实训图 3-56)。

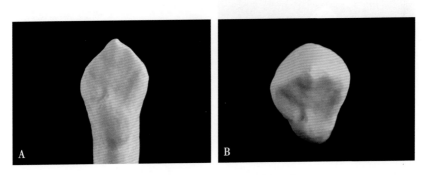

实训图 3-55　参照牙的舌面形态
A. 舌面观　B. 切端观

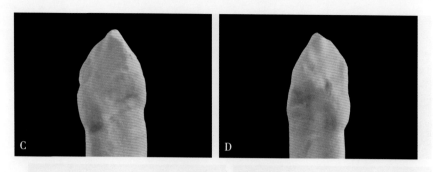

实训图 3-55（续）
C. 近中唇面观　D. 远中唇面观

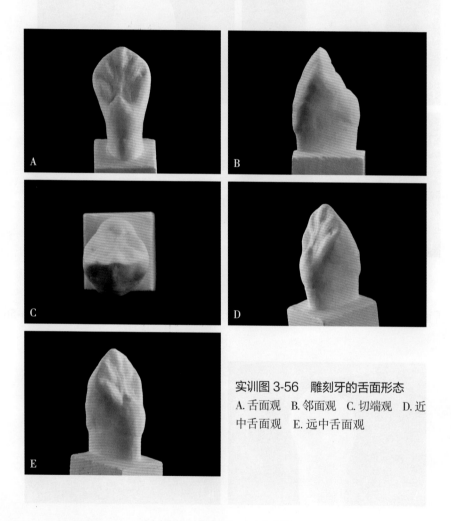

实训图 3-56　雕刻牙的舌面形态
A. 舌面观　B. 邻面观　C. 切端观　D. 近
中舌面观　E. 远中舌面观

3. 邻面　见实训图 3-57。

4. 完成雕刻　对各面进行细微雕刻,完成雕刻(实训图 3-58)。

【注意事项】

1. 严格按参照牙的尺寸雕刻上颌尖牙牙冠的近远中径、唇舌径和切颈径。

2. 正确雕刻各轴面的外形高点。

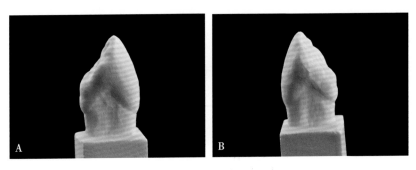

实训图 3-57　雕刻牙的邻面形态
A.近中面观　B.远中面观

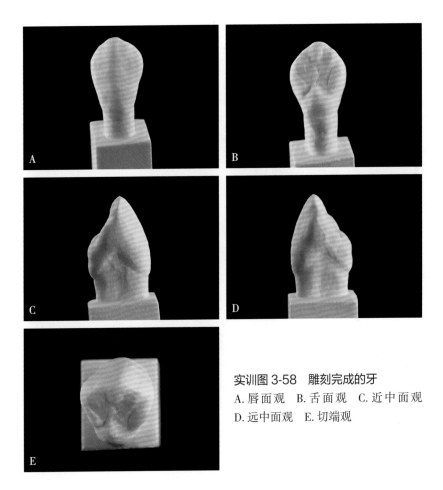

实训图 3-58　雕刻完成的牙
A.唇面观　B.舌面观　C.近中面观
D.远中面观　E.切端观

3. 正确雕刻出各面的细微解剖结构。

4. 雕刻时注意舌轴嵴、近、远中边缘嵴的突度与形态。

【思考题】

1. 上颌尖牙牙冠解剖形态特点。

2. 上颌尖牙牙冠石膏雕刻操作步骤。

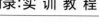

3. 雕刻上颌尖牙时的注意事项。

【评分标准】

上颌尖牙评分标准

班级＿＿＿＿＿＿ 姓名＿＿＿＿＿＿

考核内容	考核要点	配分	得分
体积 (15分)	唇舌径	5	
	近远中径	5	
	切颈径	5	
唇面 (17分)	圆五边形	2	
	近中缘长于远中缘	3	
	远中斜缘长于近中斜缘	3	
	唇颈嵴位于颈1/3与中1/3交界处	3	
	角度特征明显	3	
	发育沟位置	3	
舌面 (14分)	似唇面	4	
	舌轴嵴位置	3	
	外形高点在颈1/3	3	
	舌隆突的形态特征	4	
近中面 (22分)	近似三角形	4	
	颈部凹陷	3	
	唇舌径与切颈径比例	3	
	舌隆突凸度	3	
	唇缘弧度	3	
	舌缘弧度	3	
	接触区位置	3	
远中面 (10分)	较近中面圆突	4	
	颈部略凹	3	
	接触区位置	3	
牙尖 (8分)	切端观唇面曲率特征	4	
	牙尖锐利	4	
整体情况 (14分)	牙体各部分光滑	4	
	整体协调	10	
总分		100	

【撰写实训报告】

三、上颌第一前磨牙雕刻成形

【目的与要求】

1. 练习雕刻刀的使用方法。

2. 强化上颌第一前磨牙的外形轮廓及细节特征的认识。

【实训内容】

在石膏条上完成上颌第一前磨牙的雕刻成形。

【实训用品】

同"上颌中切牙雕刻成形"。

【方法与步骤】

(一) 雕刻外形轮廓

1. 雕刻近中面外形轮廓

(1) 绘制近中面外形轮廓线(实训图 3-59~ 实训图 3-61)。

(2) 雕刻近中面外形轮廓:切除外形轮廓线外侧的石膏(实训图 3-62)。

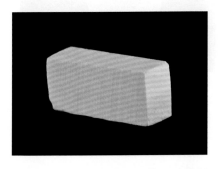

实训图 3-59 根据参照牙的尺寸灌制石膏条

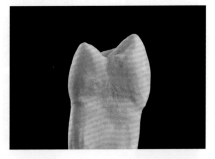

实训图 3-60 参照牙(近中面观)

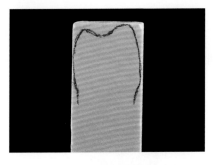

实训图 3-61 绘制近中面外形轮廓线

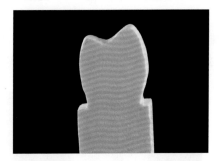

实训图 3-62 完成的近中面外形轮廓

2. 雕刻颊面外形轮廓

(1) 绘制外形轮廓线:根据参照牙在石膏条上绘制颊面外形轮廓线(实训图 3-63,实训图 3-64)。

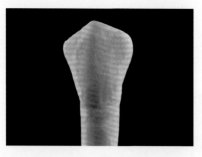

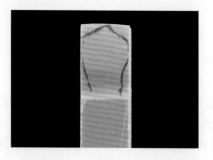

实训图 3-63　参照牙（颊面观）　　实训图 3-64　绘制颊面外形轮廓线

（2）雕刻外形轮廓：切除外形轮廓线外侧的石膏（实训图 3-65）。

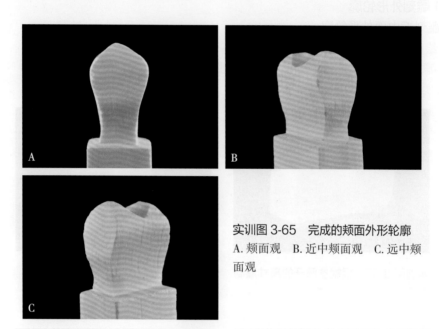

实训图 3-65　完成的颊面外形轮廓
A. 颊面观　B. 近中颊面观　C. 远中颊
面观

3. 雕刻𬌗面外形轮廓

（1）绘制𬌗面标记线：见实训图 3-66 和实训图 3-67。

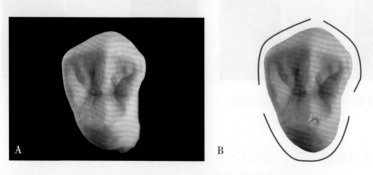

实训图 3-66　参照牙𬌗面外形轮廓
A. 参照牙𬌗面　B. 𬌗面外形轮廓线

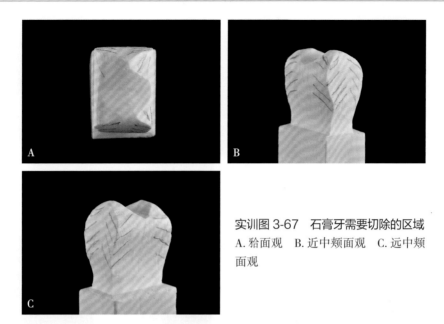

实训图 3-67　石膏牙需要切除的区域
A.𬌗面观　B.近中颊面观　C.远中颊
面观

(2) 雕刻𬌗面外形轮廓:切除铅笔标记的区域石膏,形成多面体并修整,完成𬌗面观察时牙冠的外形轮廓。注意:由于舌尖偏向近中,在切削近中 - 舌面转角位置时,刀的角度不要倾斜过多:而在切削远中 - 舌面转角位置时,需要分为两刀来切削(实训图 3-68,实训图 3-69)。

(二) 雕刻细节特征

后牙与前牙不同,具有宽大的𬌗面,以及数量不等的牙尖。对于后牙的细节雕刻,按照每个牙尖的顺序来完成。

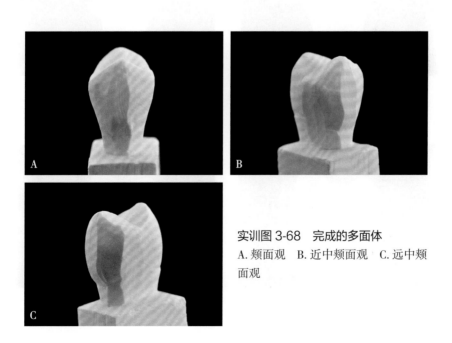

实训图 3-68　完成的多面体
A.颊面观　B.近中颊面观　C.远中颊
面观

1. 轴面颈 1/3 的雕刻　类似于"仿天然牙堆蜡技术"中制作的平台,雕刻石膏同样先完成颈部 1/3 区域。分别观察参照牙四个轴面颈部的特征,以及颈曲线的走行方向,完成石膏牙颈部的雕刻(实训图 3-70~ 实训图 3-77)。注意:各面颈曲线的曲度、形态以及与牙根的过渡。

2. 殆面牙尖分区　根据参照牙窝沟的走行方向,确定雕刻牙的牙尖分区,初步雕刻各窝沟的走行方向(实训图 3-78,实训图 3-79)。

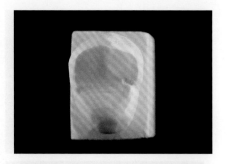

实训图 3-69　完成的殆面外形轮廓

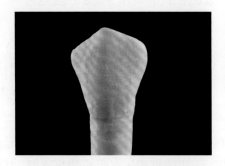

实训图 3-70　参照牙(颊面观)

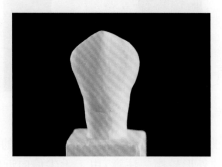

实训图 3-71　雕刻牙(颊面观)

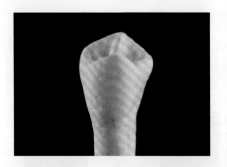

实训图 3-72　参照牙(舌面观)

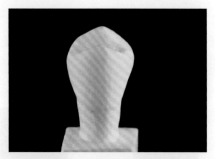

实训图 3-73　雕刻牙(舌面观)

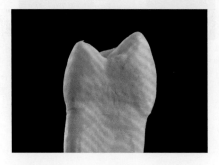

实训图 3-74　参照牙(近中面观)

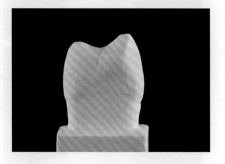

实训图 3-75　雕刻牙(近中面观)

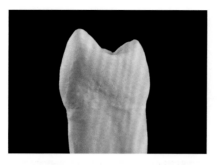

实训图 3-76　参照牙(远中面观)

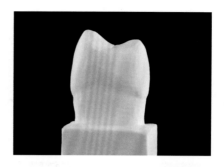

实训图 3-77　雕刻牙(远中面观)

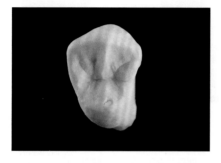

实训图 3-78　参照牙𬌗面窝沟的走行
方向

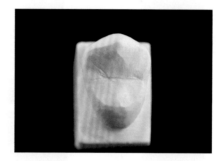

实训图 3-79　雕刻牙牙尖分区

3. 牙尖　仔细观察𬌗面各个牙尖的位置、大小比例,嵴、沟的形状及走行,完成牙尖的细节雕刻。

(1) 颊尖:雕刻牙尖时,重点关注三角嵴、牙尖嵴的形状、走行方向,要注意嵴的宽窄位置以及弯曲度的不同,来再现嵴的形态(实训图 3-80)。在三角嵴的两侧都会存在不同形态的副嵴、副沟,来增加𬌗面的粗糙度,同时也会使牙齿视觉形态更立体。

(2) 舌尖:见实训图 3-81。

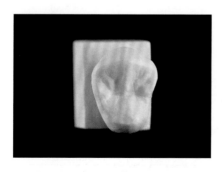

实训图 3-80　雕刻牙颊尖完成

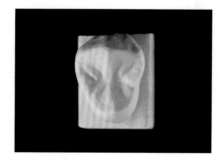

实训图 3-81　雕刻牙舌尖完成

4. 完成雕刻　对各面进行细微雕刻,完成雕刻(实训图 3-82)。

【注意事项】

1. 严格按参照牙的尺寸雕刻上颌第一前磨牙牙冠的近远中径、唇舌径和𬌗颈径。

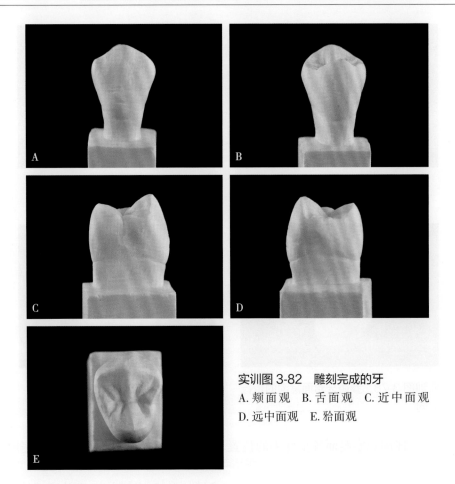

实训图 3-82　雕刻完成的牙
A.颊面观　B.舌面观　C.近中面观
D.远中面观　E.𬌗面观

2. 正确雕刻各轴面的外形高点。

3. 正确雕刻出各面的细微解剖结构。

4. 雕刻时注意颊尖偏向远中、舌尖偏向近中。

【思考题】

1. 上颌第一前磨牙牙冠解剖形态特点。

2. 上颌第一前磨牙雕刻操作步骤。

3. 雕刻上颌第一前磨牙时的注意事项。

【评分标准】

上颌第一前磨牙评分标准

班级_____　姓名_____

考核内容	考核要点	配分	得分
体积 (12分)	颊舌径	4	
	近远中径	4	
	𬌗颈径	4	

续表

考核内容	考核要点		配分	得分
颊面 (20分)	似尖牙		3	
	颊颈嵴位于颈 1/3		3	
	牙尖偏远中		3	
	颈部缩窄		3	
	颊轴嵴位置		3	
	近中斜缘长、远中斜缘短		2	
	发育沟位置		3	
舌面 (12分)	窄小且圆突		2	
	与近、远中面交界不明显		3	
	舌尖偏近中		3	
	外形高点在中 1/3		4	
近中面 (16分)	不规则四边形		3	
	有明显的近中沟		2	
	颊舌径与𬌗颈径比例		2	
	支持尖与引导尖比例		4	
	近中面大而平		2	
	颈部略凹		1	
	接触区位置		2	
远中面 (6分)	小于近中面		3	
	颈部略凹		1	
	接触区位置		2	
𬌗面 (20分)	显著六边形		3	
	颊舌径与近远中径比例		3	
	颊尖与舌尖比例		4	
	中央沟位置	近远中径的 1/2	2	
		低于近、远中边缘嵴	2	
	近中沟		2	
	近、远中边缘嵴	高度	2	
		宽度	2	
整体情况 (14分)	牙体各部分光滑		4	
	整体协调		10	
总分			100	

【撰写实训报告】

（魏利杉）

四、上颌第一磨牙雕刻成形

【目的与要求】

1. 练习雕刻刀的使用方法。

2. 强化上颌第一磨牙的外形轮廓及细节特征的认识。

【实训内容】

在石膏条上完成上颌第一磨牙的雕刻成形。

【实训用品】

同"上颌中切牙雕刻成形"。

【方法与步骤】

（一）雕刻外形轮廓

1. 雕刻近中面外形轮廓

（1）绘制近中面外形轮廓线：见实训图 3-83~ 实训图 3-85。

（2）雕刻近中面外形轮廓：见实训图 3-86。

2. 雕刻颊面外形轮廓

（1）绘制颊面外形轮廓线：根据参照牙在石膏条上绘制颊面的外形轮廓线（实训图 3-87，实训图 3-88）。

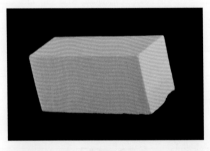

实训图 3-83　根据参照牙的尺寸灌制石膏条

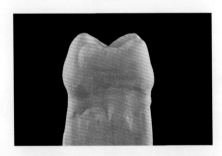

实训图 3-84　参照牙（近中面观）

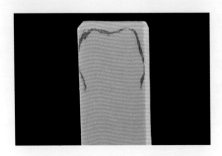

实训图 3-85　绘制近中面外形轮廓线

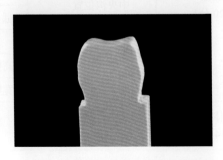

实训图 3-86　完成的近中面外形轮廓

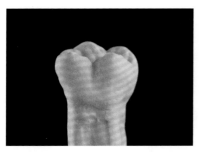

实训图 3-87　参照牙（颊面观）

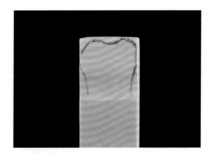

实训图 3-88　绘制颊面外形轮廓线

（2）雕刻颊面外形轮廓:切除外形轮廓线外侧的石膏（实训图 3-89）。

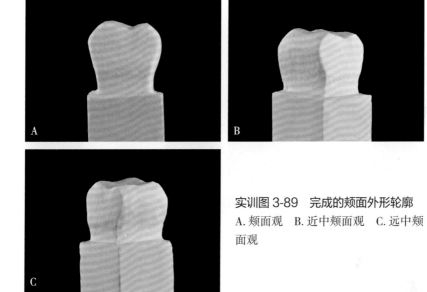

实训图 3-89　完成的颊面外形轮廓
A.颊面观　B.近中颊面观　C.远中颊
面观

3. 雕刻𬌗面外形轮廓

（1）绘制𬌗面标记线:见实训图 3-90 和实训图 3-91。

（2）雕刻𬌗面外形轮廓:切除铅笔标记的区域石膏,形成多面体并修整,完成𬌗面观察时,牙冠的外形轮廓如实训图 3-92 和实训图 3-93 所示。

（二）雕刻细节特征

1. 轴面颈 1/3 的雕刻　分别观察参照牙四个轴面颈部的特征,以及颈曲线的走行方向,完成石膏牙颈部的雕刻（实训图 3-94~ 实训图 3-101）。

2. 𬌗面牙尖分区　根据参照牙窝沟点隙的位置及走行方向,确定雕刻牙的牙尖分区,初步雕刻各窝沟的走行方向（实训图 3-102,实训图 3-103）。

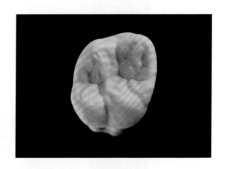

实训图 3-90　参照牙𬌗面外形轮廓

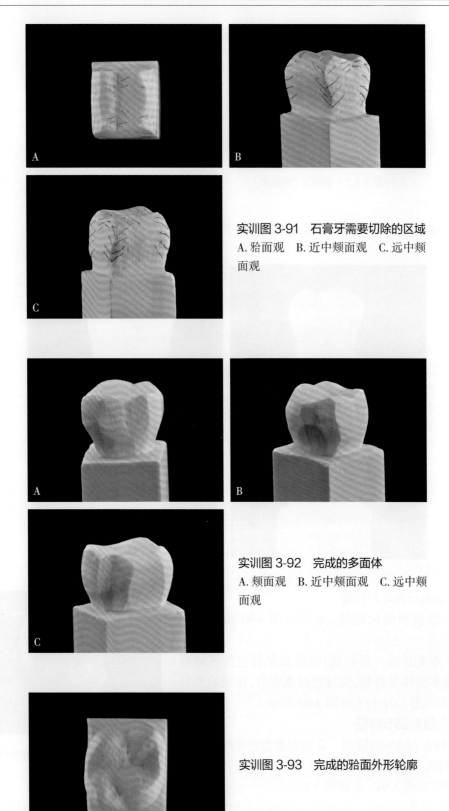

实训图 3-91　石膏牙需要切除的区域
A.殆面观　B.近中颊面观　C.远中颊
面观

实训图 3-92　完成的多面体
A.颊面观　B.近中颊面观　C.远中颊
面观

实训图 3-93　完成的殆面外形轮廓

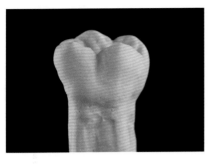

实训图 3-94　参照牙(颊面观)

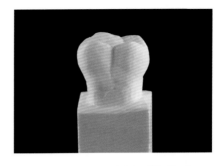

实训图 3-95　雕刻牙(颊面观)

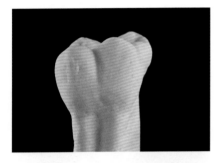

实训图 3-96　参照牙(舌面观)

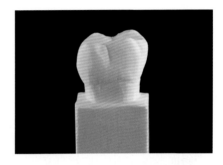

实训图 3-97　雕刻牙(舌面观)

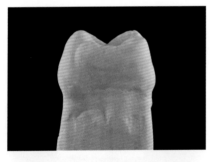

实训图 3-98　参照牙(近中面观)

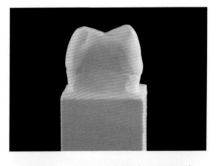

实训图 3-99　雕刻牙(近中面观)

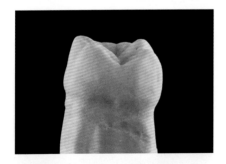

实训图 3-100　参照牙(远中面观)

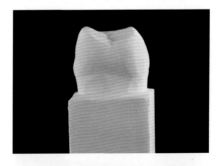

实训图 3-101　雕刻牙(远中面观)

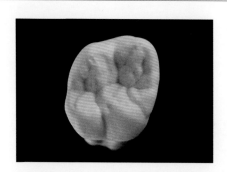

实训图 3-102　参照牙𬌗面窝沟的走行
方向

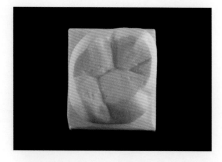

实训图 3-103　雕刻牙牙尖分区

3. 牙尖　仔细观察𬌗面各个牙尖的位置、大小比例,嵴、沟的形状及走行,完成牙尖的细节雕刻(实训图 3-104)。

(1) 近中舌尖:见实训图 3-105。

(2) 远中颊尖:见实训图 3-106。注意:远中颊尖三角嵴与近中舌尖三角嵴斜行相连成斜嵴,其近中斜面平缓,远中斜面较直立。

(3) 近中颊尖:见实训图 3-107。

(4) 远中舌尖:见实训图 3-108。

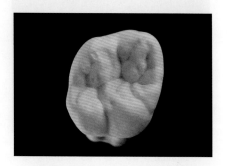

实训图 3-104　参照牙(𬌗面观)

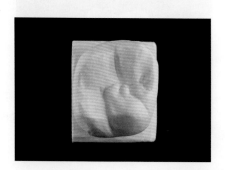

实训图 3-105　雕刻牙近中舌尖完成

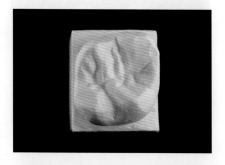

实训图 3-106　雕刻牙远中颊尖完成

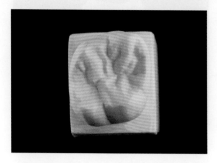

实训图 3-107　雕刻牙近中颊尖完成

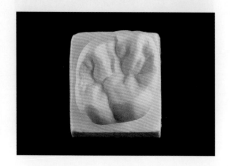

实训图 3-108　雕刻牙远中舌尖完成

4. 完成雕刻　对各面进行细微雕刻,完成雕刻(实训图 3-109)。

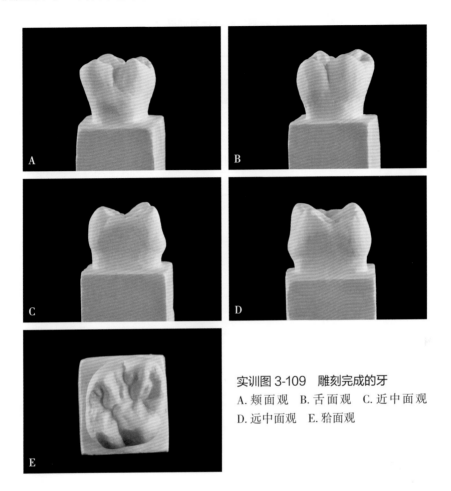

实训图 3-109　雕刻完成的牙
A.颊面观　B.舌面观　C.近中面观
D.远中面观　E.殆面观

【注意事项】
1. 严格按参照牙的尺寸雕刻上颌第一磨牙牙冠的近远中径、颊舌径和殆颈径。
2. 正确雕刻各轴面的外形高点。
3. 正确雕刻出各面的细微解剖结构。
4. 上颌第一磨牙殆面呈明显的斜方形。
5. 远中颊尖三角嵴与近中舌尖三角嵴斜行相连成斜嵴,注意斜嵴的走行与形态。
6. 注意沟的宽度、深度与方向,保证下颌运动的顺畅。

【思考题】
1. 上颌第一磨牙牙冠解剖形态特点。
2. 上颌第一磨牙石膏雕刻操作步骤。
3. 雕刻上颌第一磨牙时的注意事项。

【评分标准】

上颌第一磨牙评分标准

班级_____ 姓名_____

考核内容	考核要点		配分	得分
体积 (6分)	颊舌径		2	
	近远中径		2	
	𬌗颈径		2	
颊面 (23分)	近远中径和𬌗颈径比例		2	
	牙冠长轴方向		3	
	𬌗缘长于颈缘		2	
	角度特征	近中	1	
		远中	1	
	颊尖大小比例		2	
	颊颈嵴位置		3	
	远中缘		2	
	近中缘		2	
	颊轴嵴位置		2	
	颈部缩窄		2	
	颊沟位置		1	
舌面 (18分)	似颊面,小于颊面		2	
	近远中径和𬌗颈径比例		2	
	牙冠长轴方向		3	
	舌尖大小分配比例		3	
	远中舌沟位置		1	
	近中缘		2	
	远中缘		2	
	外形高点在中 1/3		2	
	颈部缩窄		1	
近中面 (15分)	支持尖与引导尖比例		3	
	支持尖回收角度		3	
	颊面曲度		2	
	舌面曲度		2	
	接触区位置		1	
	颈曲线曲度		2	
	颈部凹陷		2	

考核内容	考核要点		配分	得分
远中面 (9分)	颊面曲度		2	
	舌面曲度		2	
	接触区位置		1	
	颈曲线曲度		2	
	颈部略凹		2	
𬌗面 (17分)	牙尖比例、大小、位置		4	
	沟	颊沟	1	
		近中沟	1	
		远中舌沟	1	
	三角嵴形态		3	
	斜嵴形态		4	
	𬌗缘形态		3	
整体情况 (12分)	牙体各部分光滑		4	
	整体协调		8	
总分			100	

【撰写实训报告】

(魏利杉)

五、下颌第一磨牙雕刻成形

【目的与要求】

1. 练习雕刻刀的使用方法。

2. 强化下颌第一磨牙的外形轮廓及细节特征的认识。

【实训内容】

在石膏条上完成下颌第一磨牙的雕刻成形。

【实训用品】

同"上颌中切牙雕刻成形"。

【方法与步骤】

(一)雕刻外形轮廓

1. 雕刻近中面外形轮廓

(1)绘制近中面外形轮廓线:见实训图 3-110~ 实训图 3-112。

(2)雕刻近中面外形轮廓:见实训图 3-113。

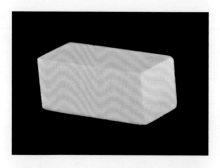

实训图 3-110　根据参照牙的尺寸灌制石膏条

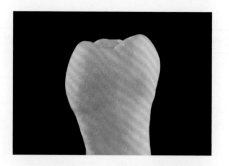

实训图 3-111　参照牙(近中面观)

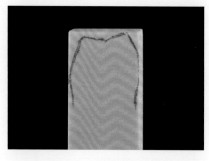

实训图 3-112　绘制近中面外形轮廓线

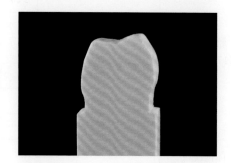

实训图 3-113　完成的近中面外形轮廓

2. 雕刻颊面外形轮廓

(1) 绘制颊面外形轮廓线:根据参照牙在石膏条上绘制颊面的外形轮廓线(实训图 3-114,实训图 3-115)。

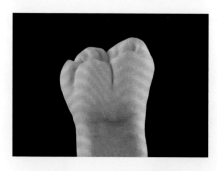

实训图 3-114　参照牙(颊面观)

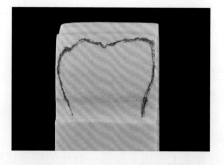

实训图 3-115　绘制颊面外形轮廓线

(2) 雕刻颊面外形轮廓:切除外形轮廓线外侧的石膏(实训图 3-116)。

3. 雕刻𬌗面外形轮廓

(1) 绘制𬌗面标记线:见实训图 3-117 和实训图 3-118。

(2) 雕刻𬌗面外形轮廓:切除铅笔标记的区域石膏,形成多面体并修整,完成𬌗面观察时,牙冠的外形轮廓如实训图 3-119 和实训图 3-120 所示。

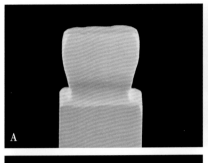

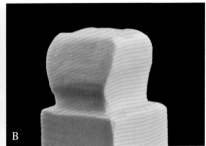

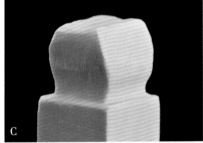

实训图 3-116　完成的颊面外形轮廓
A. 颊面观　B. 近中颊面观　C. 远中颊面观

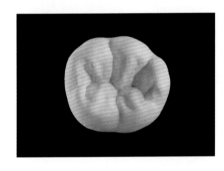

实训图 3-117　参照牙𬌗面外形轮廓

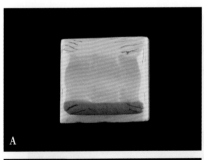

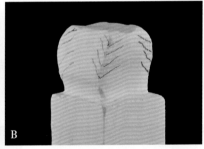

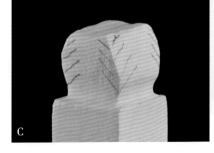

实训图 3-118　石膏牙需要切除的区域
A. 𬌗面观　B. 近中颊面观　C. 远中颊面观

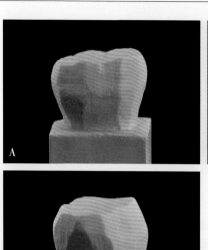

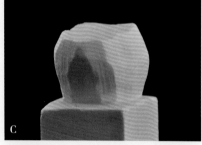

实训图 3-119　完成的多面体
A.颊面观　B.近中颊面观　C.远中颊面观

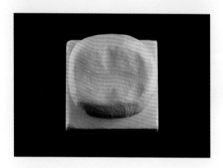

实训图 3-120　完成的𬌗面外形轮廓

（二）雕刻细节特征

1. 轴面颈 1/3 的雕刻　分别观察参照牙四个轴面颈部的特征,以及颈曲线的走行方向,完成石膏牙颈部的雕刻(实训图 3-121~ 实训图 3-128)。

2. 𬌗面牙尖分区　根据参照牙窝沟的走行方向,确定雕刻牙的牙尖分区,初步雕刻各窝沟的走行方向(实训图 3-129,实训图 3-130)。

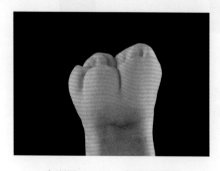

实训图 3-121　参照牙颊面

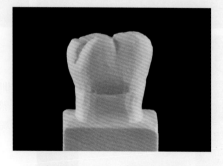

实训图 3-122　雕刻牙颊面

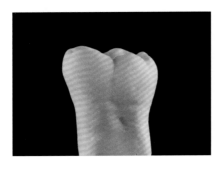

实训图 3-123　参照牙舌面

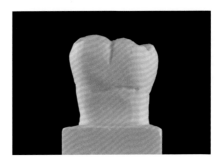

实训图 3-124　雕刻牙舌面

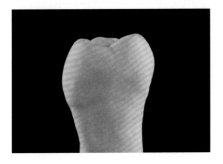

实训图 3-125　参照牙近中面

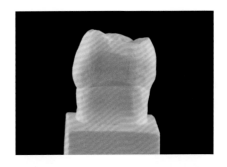

实训图 3-126　雕刻牙近中面

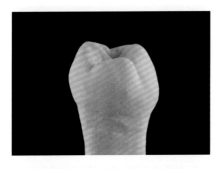

实训图 3-127　参照牙远中面

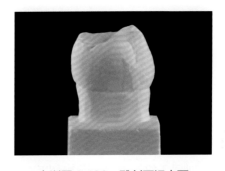

实训图 3-128　雕刻牙远中面

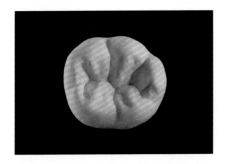

实训图 3-129　参照牙𬌗面窝沟的走行
方向

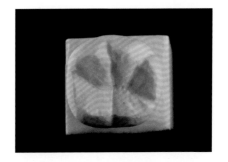

实训图 3-130　雕刻牙牙尖分区

3. 牙尖　仔细观察猞面各个牙尖的位置、大小比例,峭、沟的形状及走行,完成牙尖的细节雕刻。

(1) 远中颊尖:见实训图 3-131。

(2) 近中颊尖:见实训图 3-132。

(3) 远中尖:见实训图 3-133。

(4) 近中舌尖:见实训图 3-134。

(5) 远中舌尖:见实训图 3-135。

4. 完成雕刻　对各面进行细微雕刻,完成雕刻(实训图 3-136)。

【注意事项】

1. 严格按参照牙的尺寸雕刻下颌第一磨牙牙冠的近远中径、颊舌径和猞颈径。

2. 正确雕刻各轴面的外形高点。

3. 正确雕刻出各面的细微解剖结构。

4. 注意下颌后牙的牙冠避让现象,牙冠向舌侧倾斜。

5. 注意沟的宽度、深度与方向,保证下颌运动的顺畅。

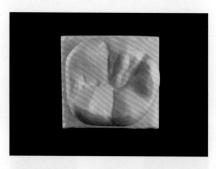

实训图 3-131　雕刻牙远中颊尖完成

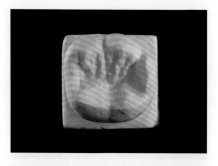

实训图 3-132　雕刻牙近中颊尖完成

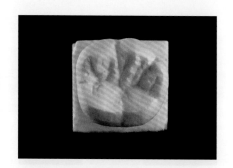

实训图 3-133　雕刻牙远中尖完成

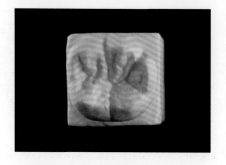

实训图 3-134　雕刻牙近中舌尖完成

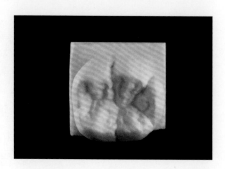

实训图 3-135　雕刻牙远中舌尖完成

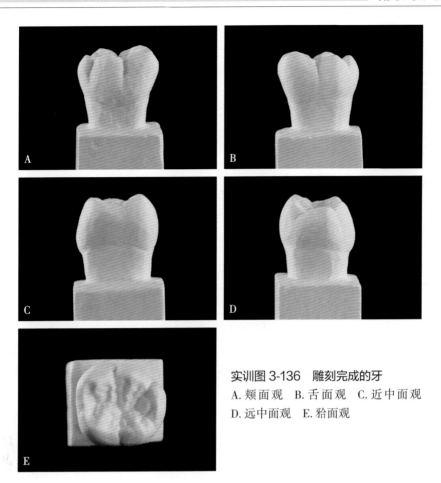

实训图 3-136　雕刻完成的牙
A. 颊面观　B. 舌面观　C. 近中面观
D. 远中面观　E. 殆面观

【思考题】

1. 下颌第一磨牙牙冠解剖形态特点。

2. 下颌第一磨牙石膏雕刻操作步骤。

3. 雕刻下颌第一磨牙时的注意事项。

【评分标准】

下颌第一磨牙评分标准

班级_____　姓名_____

考核内容	考核要点	配分	得分
体积 （6分）	颊舌径	2	
	近远中径	2	
	殆颈径	2	
颊面 （23分）	近远中径和殆颈径比例	2	
	牙冠长轴方向	3	
	殆缘长于颈缘	2	

考核内容	考核要点		配分	得分
颊面 (23分)	角度特征	近中	1	
		远中	1	
	颊尖大小比例		2	
	颊颈嵴位置		3	
	远中缘		2	
	近中缘		2	
	颊轴嵴位置		2	
	颈部缩窄		1	
	颊沟、远颊沟位置		2	
舌面 (18分)	小于颊面		2	
	近远中径和𬌗颈径比例		2	
	牙冠长轴方向		3	
	舌尖大小分配比例		3	
	舌沟位置		1	
	近中缘		2	
	远中缘		2	
	外形高点在中 1/3		2	
	颈部缩窄		1	
近中面 (15分)	支持尖与引导尖比例		3	
	支持尖回收角度		3	
	牙冠避让		2	
	颊面曲度		1	
	舌面曲度		1	
	接触区位置		1	
	颈曲线曲度		2	
	颈部凹陷		2	
远中面 (9分)	颊面曲度		2	
	舌面曲度		2	
	接触区位置		1	
	颈曲线曲度		2	
	颈部略凹		2	

考核内容	考核要点		配分	得分
殆面 (17分)	牙尖比例、大小、位置		4	
	沟	中央沟	1	
		颊沟	1	
		舌沟	1	
	三角嵴形态		5	
	殆缘形态		5	
整体情况 (12分)	牙体各部分光滑		4	
	整体协调		8	
总分			100	

【撰写实训报告】

（魏利杉）

实训四　堆蜡技术基本操作训练

牙体比例绘图,是按一定比例放大后进行的,其目的是为了掌握牙齿的平面轮廓特征。而技工室工作中面对的是实际大小的牙齿,用蜡恢复其形态。口腔技师几乎每天都涉及堆蜡的工作。因此,堆蜡技术是口腔修复工艺流程中最重要的一门技术,每个技师都必须掌握。

【目的与要求】

1. 掌握堆蜡工具的使用方法,以及堆蜡技术的基本操作要领。

2. 练习控制蜡温、蜡量和流动方向。

【实训内容】

1. 认识和使用堆蜡工具。

2. 堆蜡技术练习。

【实训用品】

滴蜡器、酒精灯、电蜡刀、蜡、直尺和红蜡片。

【方法与步骤】

1. 认识工具

（1）滴蜡器

1）用途:滴蜡器呈两头弯曲的探针形。工作端分粗、细两头,粗头主要适用于牙尖、轴面等用蜡量大的部位,细头适用于牙尖嵴及边缘嵴等细微结构的部位。每个工作端可分为尖端、中部和根部三部分(实训图 4-1)。

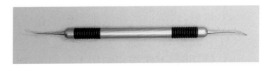

实训图 4-1　滴蜡器

119

2) 使用方法:分以下四个步骤:

① 加热:堆蜡时,先把滴蜡器工作端的尖端和中部在火焰上加热(实训图 4-2)。

② 取蜡:加热完成后,用滴蜡器尖端蘸取蜡。用蜡量多时,可减小滴蜡器倾斜度,用工作端尖部与中部同时蘸取蜡(实训图 4-3)。

③ 再加热:堆蜡之前再一次对滴蜡器的中部进行短时加热,使所蘸的蜡保持原有温度(实训图 4-4)。

④ 堆蜡:将蘸取的蜡液轻轻接触模型的相应部位,拉动滴蜡器,同时用嘴吹气,辅助加速蜡凝固,堆出需要的形态(实训图 4-5)。

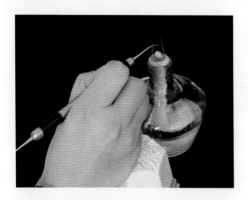

实训图 4-2　工具加热

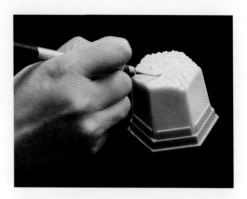

实训图 4-3　取蜡

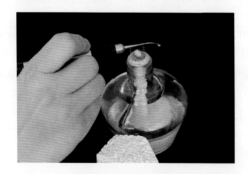

实训图 4-4　再加热

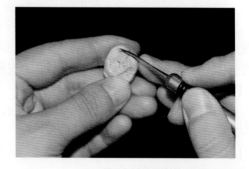

实训图 4-5　堆蜡

(2) 电蜡刀:电蜡刀是目前制作蜡型广泛使用的工具。与酒精灯相比,电蜡刀温度恒定、容易控制、操作简便、安全性能高。

1) 用途:电蜡刀有粗、细两个工作端,用途同滴蜡器(实训图 4-6)。

2) 操作方法

① 调节温度:打开开关,设定温度,待蜡刀升温(实训图 4-7)。

② 取蜡:工作端升温后,用尖部蘸取蜡液(实训图 4-8)。

③ 堆蜡:将蘸取的蜡液堆到模型相应的部位(实训图 4-9)。

3) 注意事项

① 使用时,工作端切勿用手触摸或接触身体的任何部位,以免烫伤。

② 更换工作端时,必须断开电源,垫以纸巾,将工作端取下。

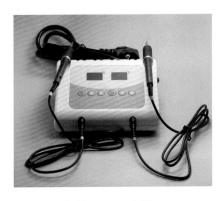

实训图 4-6 电蜡刀

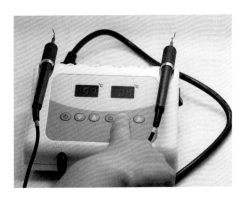

实训图 4-7 调节温度

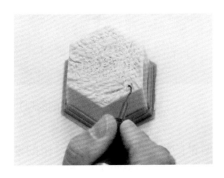

实训图 4-8 电蜡刀蘸取蜡液

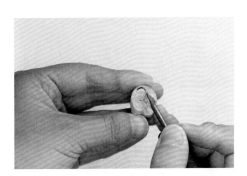

实训图 4-9 堆蜡

③ 使用过程中,避免工作端接触蜡刀连接线,以免烫坏造成短路。

④ 当发现异味和烟雾时,应立即断电,避免起火或触电,并通知相关人员检修。

2. 堆蜡练习

(1) 控制蜡温、蜡量及流动方向:在堆蜡过程中,无论使用滴蜡器或电蜡刀,一定要控制好温度。温度过低,制作过程中蜡容易硬化,导致蜡型表面不光滑;温度过高,又不易成形,另外蜡在硬化过程中会向蜡块和热量中心收缩。温度下降得越快,蜡型内部的张力越大,产生的内应力越大,蜡型就越容易变形。在堆蜡时要反复练习对蜡量和温度的控制。要使蜡能够流向工具的尖端而不滴落。只有当滴蜡器尖端接触到代型时蜡才会流下来,当工具尖端移动时,蜡滴会随着工具方向移动。在堆制过程中,可用嘴轻吹蜡型,辅助降温,加速蜡的凝固。

(2) 堆制蜡串珠:在一张红蜡片上用滴蜡器或电蜡刀堆制一直径约 2mm 的蜡球,待其凝固后,在上方垂直堆加第二个蜡球,如此重复堆制,使蜡球堆制完成后呈"糖葫芦"状(实训图 4-10)。练习过程中要控制好温度及蜡量,温度高,蜡量大,蜡就会流下去覆盖前一蜡球;温度低,蜡量少,蜡不仅很难从滴蜡器上流下

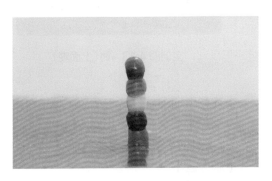

实训图 4-10 串珠蜡

去,还不能与前一蜡球很好结合。练习时可采用多种颜色的蜡,以便看清串珠的效果。

(3)嵴的堆制:嵴是牙齿𬌗面最重要和最复杂的结构,也是堆蜡技术中最难的一个环节,应引起足够重视,刻苦训练,掌握其堆制的方法。

1)在一张红蜡片上用雕刻刀划纵、横相交的平行线,其间距为7mm(实训图4-11)。

2)在交叉点的位置堆制高度为5mm的蜡锥。电蜡刀蘸取蜡后,放在交叉点上,缓缓向上提拉,边提拉边用嘴轻吹,以加快蜡的凝固(实训图4-12)。

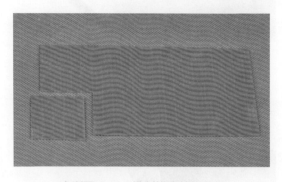

实训图 4-11　堆制蜡滴前的准备

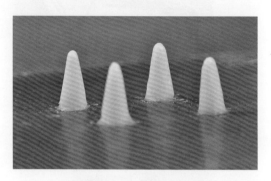

实训图 4-12　蜡锥(侧面观)

3)嵴的堆制:在红蜡片的4个交叉点上完成蜡锥的堆制后,进一步练习嵴的堆制。在蜡锥的下方加蜡,向方格中心拉动,多次加蜡形成三角嵴;然后分别向蜡锥的两侧加蜡,长度约2mm,形成牙尖嵴;蜡刀再转向三角嵴方向,与三角嵴相接形成副嵴。三角嵴与副嵴之间自然形成的沟为副沟。在堆制嵴的过程中,不能降低蜡锥的高度。练习时可采用不同颜色的蜡,便于看清堆蜡的效果(实训图4-13,实训图4-14)。

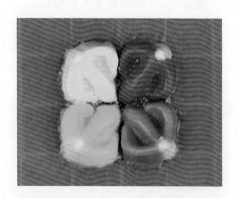

实训图 4-13　嵴(上面观)

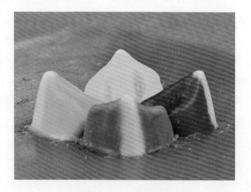

实训图 4-14　嵴(侧面观)

【注意事项】

1. 严格按照要求使用堆蜡工具。

2. 操作过程中学会控制蜡温、蜡量及流动方向。

【思考题】

滴蜡器与电蜡刀的使用方法。

（原 琴）

实训五　系统性仿天然牙堆蜡技术

口腔技师应熟练掌握每颗牙的形态特征及其表面的细微结构,并且应熟知每个结构的特定功能,以便制作出符合患者所需的优殆义齿。下面介绍一种既便于观察和操作,又易于修改和重塑的堆蜡技术——系统性仿天然牙堆蜡技术。

一、上颌中切牙堆蜡成形

【目的与要求】

1. 掌握堆蜡工具的正确使用方法。

2. 熟悉上颌中切牙牙冠堆蜡成形的操作方法与步骤。

3. 通过对上颌中切牙牙冠的堆蜡成形,掌握上颌中切牙牙冠的解剖形态及功能特点。

【实训内容】

在圆盘上完成上颌中切牙的堆蜡成形。

【实训用品】

1. 材料与工具

(1) 材料:雕刻蜡、分离剂和内衬蜡(实训图 5-1)。

(2) 工具:电蜡刀、雕刻刀、软毛刷和直尺(实训图 5-2)。

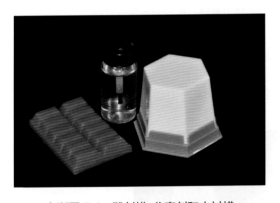

实训图 5-1　雕刻蜡、分离剂和内衬蜡

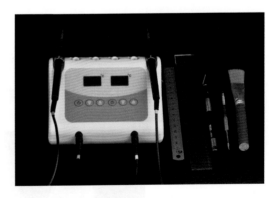

实训图 5-2　电蜡刀、雕刻刀、软毛刷和直尺

2. 模型准备　堆制上颌中切牙牙冠蜡型时,需分别练习堆制近中 1/2 冠、远中 1/2 冠以及全冠三种蜡型。准备模型需翻制四颗石膏牙:一颗石膏牙做参照牙;一颗石膏牙按照制作全冠要求完成牙体制备的预备体,即以颈缘线为肩台,将牙冠均匀磨除 1~2mm;另两颗石膏牙分别只制备牙冠近中和远中部分,形成 1/2 冠预备体,用于分区堆制蜡型。每个石膏牙根部需打孔、插钉,形成可卸代型,放置于一个圆盘上,这样就完成了上颌中切牙圆盘模型的准

备(实训图 5-3)。

【方法与步骤】

1. 分区堆制上颌中切牙

(1) 堆制近中部分

1) 涂分离剂:在上颌中切牙预备体表面均匀涂布一层分离剂,需超过颈缘线 2mm。多余部分可用吸水纸除去(实训图 5-4)。

2) 堆内衬蜡:左手持代型,切端朝下,右手持电蜡刀,蘸取适量内衬蜡,从颈缘根方 1mm 处向切端纵向移动加蜡,重复数次,直至内衬蜡均匀覆盖整个牙体预备的区域。注意:加第二刀蜡时应覆盖前一刀蜡宽度的 1/2,以保证蜡衔接良好(实训图 5-5)。

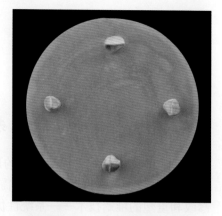

实训图 5-3　上颌中切牙圆盘模型

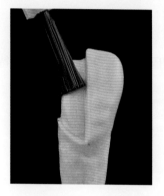

实训图 5-4　涂分离剂

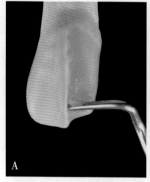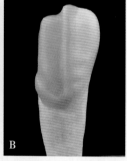

实训图 5-5　堆内衬蜡
A. 移动电蜡刀堆蜡　B. 内衬蜡堆制完成

3) 画辅助线:在参照牙和制作牙近中邻面分别标记颈曲线顶点和近中切角点,然后用铅笔将两点连成一条直线(实训图 5-6)。

4) 制作近中切角:用电蜡刀蘸取适量雕刻蜡,从预备体近中切角处向上、向近中堆蜡,

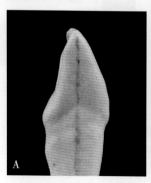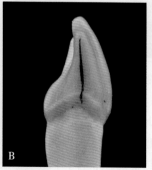

实训图 5-6　画辅助线
A. 参照牙上画辅助线　B. 制作牙上画辅助线

形成直径约 1mm 的蜡柱。从近中面观察,蜡柱位于辅助线上。根据参照牙切缘宽度和邻面高度确定蜡柱顶部的位置(实训图 5-7)。

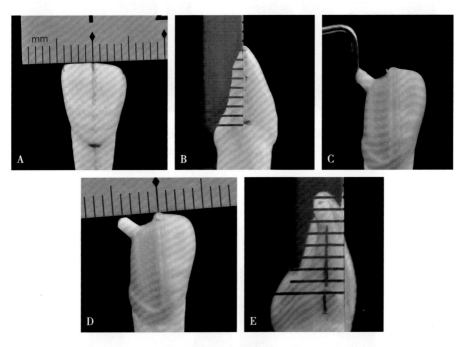

实训图 5-7　制作近中切角
A.测量切缘中点到近中切角的宽度　B.测量颈曲线顶点到近中切角的高度　C.形成近中蜡柱　D.确定制作牙宽度　E.确定制作牙高度

5) 形成切缘近中部分:堆蜡连接蜡柱与切缘中点,与远中部分移行形成切缘,切缘近中部分较远中部分稍平直(实训图 5-8)。

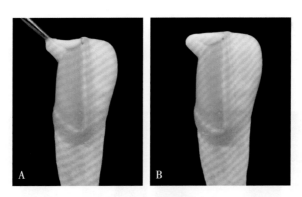

实训图 5-8　形成切缘近中部分
A.切缘近中部分堆蜡　B.切缘近中部分堆蜡完成

6) 恢复唇面颈部近中部分:测量参照牙唇面外形高点到颈缘的距离,在制作牙上标记外形高点的位置。沿颈缘方向堆蜡,恢复唇面颈部近中部分。从切端观察,唇面近中部分的曲率大于远中部分(实训图 5-9)。

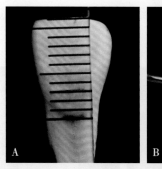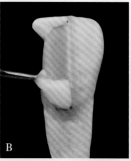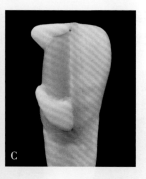

实训图 5-9　完成颈部近中部分蜡型
A.测量参照牙唇面外形高点到颈缘的距离　B.颈部近中部分堆蜡　C.颈部近中部分蜡型完成

7) 形成唇面近中缘:从近中切角向颈部纵形加蜡,从牙冠中 1/3 处到颈缘逐渐向中线收缩,使颈部窄于切端,形成近中缘。近中缘长而直,与切缘形成的夹角近似直角(实训图 5-10)。

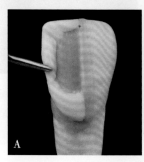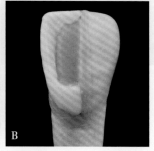

实训图 5-10　形成近中缘
A.近中缘堆蜡　B.近中缘完成

8) 形成唇面切端部分:唇面切 1/3 明显向舌侧回收。测量唇面切 1/3 高度并在制作牙上做标记。在标记处堆制一横形蜡条,与远中唇面移行,然后向切缘堆蜡,完成唇面切端部分(实训图 5-11)。

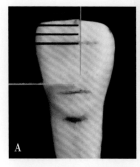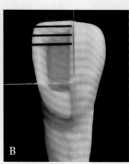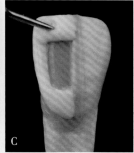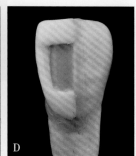

实训图 5-11　完成唇面切端部分
A.测量制作牙切端高度　B.标记参照牙切端高度　C.切端堆蜡　D.切端堆蜡完成

9) 完成唇面形态:用蜡填充唇面框架内的剩余区域,完成唇面近中部分(实训图5-12)。

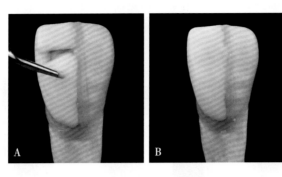

实训图 5-12　完成唇面形态
A.唇面框架内堆蜡　B.唇面堆蜡完成

10) 形成舌隆突:测量参照牙舌隆突最高点到颈缘的距离,并在制作牙上做标记。在颈部堆蜡与远中部分移行,形成半月形舌隆突(实训图5-13)。

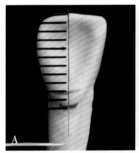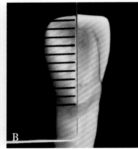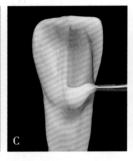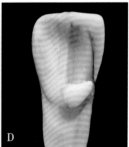

实训图 5-13　形成舌隆突
A.测量参照牙舌隆突最高点到颈缘的距离　B.在制作牙上标记舌隆突最高点　C.舌隆突堆蜡　D.舌隆突堆蜡完成

11) 形成近中边缘嵴:连接近中切角与舌隆突,形成近中边缘嵴。近中边缘嵴是上窄下宽,上突下平的纵形隆起。近中边缘嵴与下颌中切牙切缘发生咬合接触,是下颌前伸运动时的导向结构。从切角向颈部,边缘嵴逐渐缩窄,使得舌面明显窄于唇面(实训图5-14)。

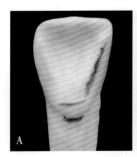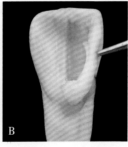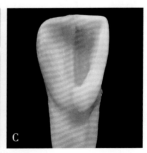

实训图 5-14　形成近中边缘嵴
A.参照牙近中边缘嵴位置　B.近中边缘嵴堆蜡　C.近中边缘嵴堆蜡完成

127

12）形成切嵴近中部分:在切缘舌侧从近中切角开始,向远中沿水平方向堆蜡,与远中切嵴移行,形成切嵴(实训图5-15)。切嵴中部稍宽而厚,近中部分稍窄而薄。

13）完成舌面形态:在舌窝堆少量蜡,并用雕刻刀修平,形成舌窝,完成舌面形态(实训图5-16)。

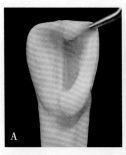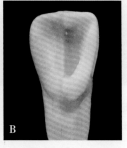

实训图5-15 形成切嵴近中部分
A.切嵴近中水平堆蜡　B.切嵴近中部分完成

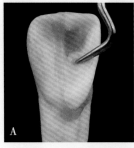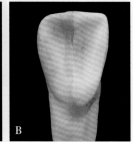

实训图5-16 完成舌面形态
A.舌窝内堆蜡　B.舌窝堆蜡完成

14）完成近中面:在近中面框架内堆蜡。近中面较平直,外形高点位于切1/3靠近切角处(实训图5-17)。

15）精修蜡型:用雕刻刀刮除颈缘以下的内衬蜡,使颈部与颈缘线完全贴合,并沿着解剖结构(颈部横纹、发育沟)方向细修,最后用丝巾轻轻擦拭蜡型表面,擦拭方向与解剖结构方向一致,完成最终的解剖形态(实训图5-18)。

（2）堆制远中部分:操作步骤与方法同"堆制近中部分"。

1）涂分离剂:见实训图5-19。

2）堆内衬蜡:见实训图5-20。

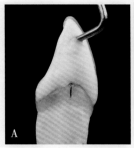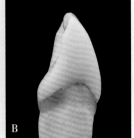

实训图5-17 完成近中面
A.近中面堆蜡　B.近中面堆蜡完成

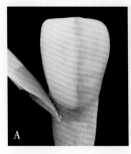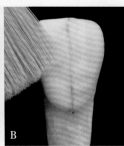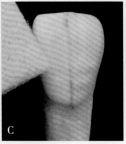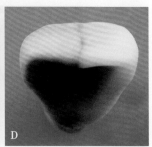

实训图5-18 完成近中部分
A.雕刻刀精修蜡型　B.毛刷清洁表面蜡屑　C.近中部分完成(唇面观)　D.近中部分完成(切端观)

128

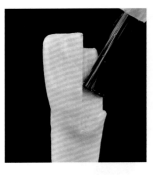

实训图 5-19 涂分离剂

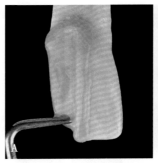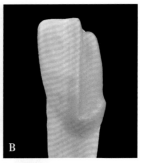

实训图 5-20 堆内衬蜡
A. 移动电蜡刀堆蜡 B. 内衬蜡堆制完成

3）画辅助线：见实训图 5-21。

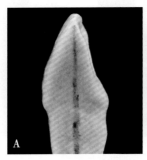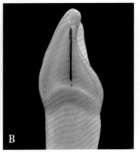

实训图 5-21 画辅助线
A. 参照牙上画辅助线 B. 制作牙上画辅助线

4）确定远中切角的位置：远中切角较近中切角稍低，且较圆钝（实训图 5-22）。注意：蜡柱的方向是向上、向远中、向舌侧。

5）形成切缘远中部分：见实训图 5-23。

6）恢复唇面颈部外形高点：唇面颈部远中部分曲率比近中部分稍小（实训图 5-24）。

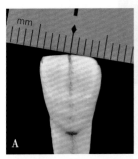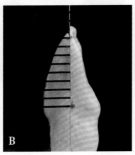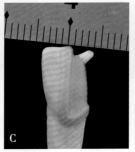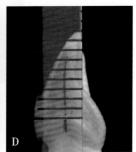

实训图 5-22 确定远中切角
A. 测量切缘中点到远中切角的距离 B. 测量颈曲线顶点到远中切角的距离 C. 确定制作牙切缘中点到远中切角的距离 D. 确定制作牙颈曲线顶点到远中切角的距离

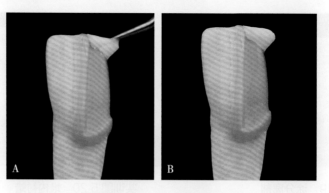

实训图 5-23　形成切缘远中部分
A. 切缘远中部分堆蜡　B. 切缘远中部分堆蜡完成

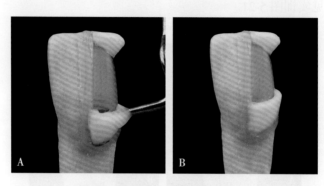

实训图 5-24　形成颈部外形高点
A. 颈部外形高点水平堆蜡　B. 颈部外形高点完成

7）形成远中缘:远中缘较近中缘稍短且圆突(实训图 5-25)。

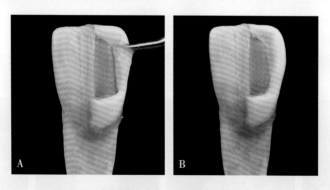

实训图 5-25　形成远中缘
A. 远中缘堆蜡　B. 远中缘堆蜡完成

8）形成唇面切端部分:见实训图 5-26。

9）形成唇面形态:在唇面框架内堆蜡,完成唇面形态(实训图 5-27)。

10）形成舌隆突:舌隆突位置稍偏远中,在颈部堆蜡,与近中部分移行(实训图 5-28)。

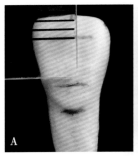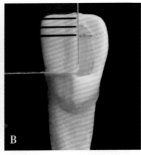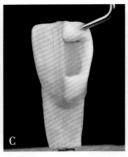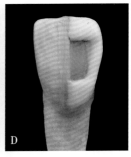

实训图 5-26　完成唇面切端部分

A. 测量参照牙切端高度　B. 确认制作牙切端高度　C. 切端部分堆蜡　D. 切端堆蜡完成

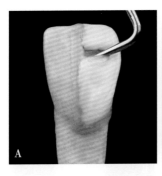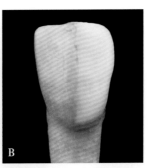

实训图 5-27　形成唇面形态

A. 唇面框架内堆蜡　B. 唇面形态完成

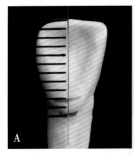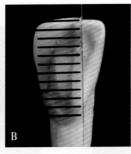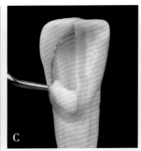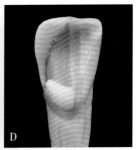

实训图 5-28　形成舌隆突

A. 测量舌隆突高度　B. 确认制作牙舌隆突高度　C. 舌隆突水平堆蜡　D. 舌隆突完成

11）形成远中边缘嵴:远中边缘嵴比近中边缘嵴稍短且圆突(实训图 5-29)。

12）形成切嵴的远中部分:见实训图 5-30。

13）完成舌面:舌面框架内堆蜡,形成舌窝(实训图 5-31)。

14）完成远中面:在远中面框架内堆蜡,完成远中面。远中面比近中面稍圆突,外形高点位于切 1/3,距切角稍远(实训图 5-32)。

15）精修蜡型:完成最终形态(实训图 5-33)。

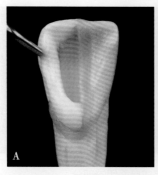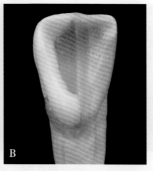

实训图 5-29　形成远中边缘嵴
A. 远中边缘嵴垂直向堆蜡　B. 远中边缘嵴完成

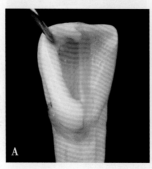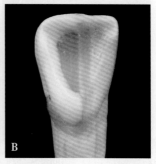

实训图 5-30　形成切嵴远中部分
A. 切嵴远中部分水平堆蜡　B. 切嵴远中部分完成

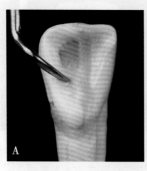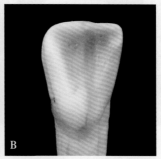

实训图 5-31　完成舌面形态
A. 舌窝堆蜡　B. 舌面完成

2. 堆制上颌中切牙全冠形态

(1) 涂分离剂:在预备体表面均匀涂布一层分离剂,达颈缘线 2mm 以下。注意:肩台处分离剂不可过多,以免影响冠的密合度,多余的分离剂可用吸水纸吸除(实训图 5-34)。

(2) 堆内衬蜡:左手持代型,切端朝下,右手持电蜡刀蘸取适量雕刻蜡,从颈缘根方 1mm处向切端,按轴面顺序纵向依次堆蜡,注意事项同前(实训图 5-35)。

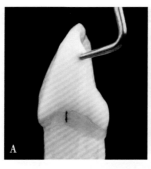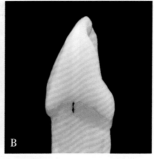

实训图 5-32　完成远中面
A. 远中面堆蜡　B. 远中面完成

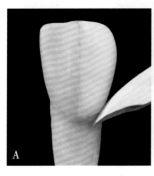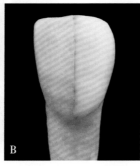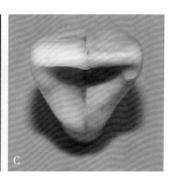

实训图 5-33　蜡型完成
A. 精修颈缘　B. 蜡型完成(唇面观)　C. 蜡型完成(切端观)

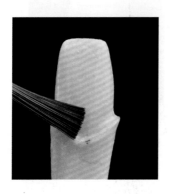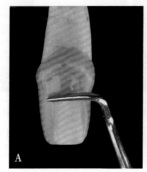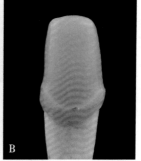

实训图 5-34　涂分离剂

实训图 5-35　堆内衬蜡
A. 移动电蜡刀堆蜡　B. 内衬蜡堆制完成

　(3) 画出各轴面辅助线:用铅笔分别画出参照牙和制作牙唇舌面颈曲线顶点和切缘中点的连线、邻面颈曲线顶点和切角的连线,作为辅助线,帮助确定近、远中切角的位置(实训图 5-36)。

　(4) 确定切缘中点:测量参照牙切缘中点至颈缘的高度,然后在制作牙唇面辅助线切缘处垂直向上堆蜡,形成蜡柱。蜡柱顶端至颈曲线顶点的距离与参照牙一致(实训图 5-37)。

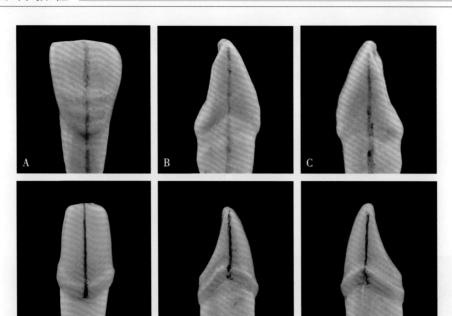

实训图 5-36　画出辅助线

A. 参照牙唇面辅助线　B. 参照牙近中面辅助线　C. 参照牙远中面辅助线　D. 制作
牙唇面辅助线　E. 制作牙近中面辅助线　F. 制作牙远中面辅助线

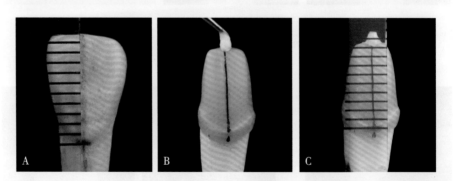

实训图 5-37　确定切缘中点

A. 测量参照牙高度　B. 堆蜡柱　C. 确认蜡柱高度

　　(5) 确定近、远中切角的位置:近中切角蜡柱方向是向上、向近中。从邻面观察,蜡柱位
于辅助线的延长线上。远中切角蜡柱方向是向上、向远中、略偏舌侧。从邻面观察,蜡柱位
于辅助线舌侧。测量参照牙切缘中点到近、远中切角的距离,以及近、远中切角到颈曲线顶
点的距离,使制作牙近、远中切角的位置与参照牙一致。注意:近中切角稍高于远中,远中切
角较近中切角略偏舌侧(实训图 5-38)。

　　(6) 形成切缘:用蜡连接近、远中切角与切缘中点的蜡柱,形成切缘(实训图 5-39)。

　　(7) 恢复唇面颈部外形高点:根据测量参照牙外形高点的位置在制作牙上做标记,沿着
颈曲线方向加蜡,高度以所做标志线为准。从切端观,唇面的近中曲率要大于远中,所以在
外形高点的近中部分多加少许蜡,以加大近中部分的曲率(实训图 5-40)。

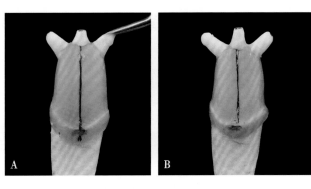

实训图 5-38　确定近、远中切角

A.形成切角蜡柱　　B.切角蜡柱完成

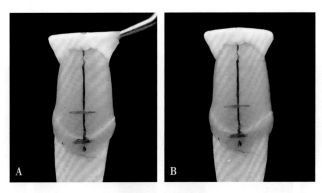

实训图 5-39　形成切缘

A.切缘蜡柱间堆蜡　　B.切缘完成

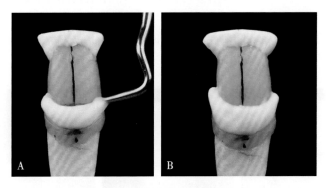

实训图 5-40　形成颈部外形高点

A.颈部外形高点水平堆蜡　　B.颈部外形高点完成

　　(8) 形成近、远中缘:用铅笔在参照牙上画出近、远中缘,观察近、远中缘形态及曲率特征。连接近、远中切角与颈部的蜡型,形成近、远中缘。注意:近中缘长且直,远中缘短且突;远中缘曲率大于近中缘曲率(实训图 5-41)。

　　(9) 形成唇面切端部分:唇面切端部分向舌侧回收。用铅笔画出唇面切 1/3 标记线,并

135

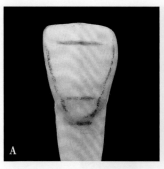
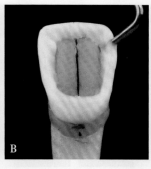
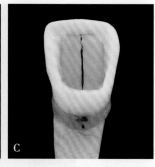

实训图 5-41　形成近、远中缘

A. 画出近远中缘　B. 分别在近、远中缘堆蜡　C. 成近、远中缘完成

用直尺测量高度,然后在制作牙上做标记。先在标记处水平堆一蜡条,然后从蜡条向切缘方向堆蜡,雕刻刀修整形成切 1/3 的形态(实训图 5-42)。

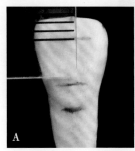
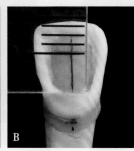
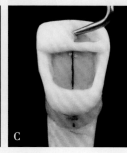
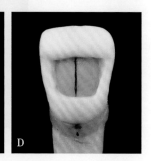

实训图 5-42　完成唇面切端部分

A. 测量参照牙切 1/3 高度　B. 确认制作牙切 1/3 高度　C. 唇面切端部分堆蜡　D. 唇面切端完成

(10)完成唇面形态:蜡刀蘸雕刻蜡在唇面框架内堆蜡,完成唇面,与参照牙一致(实训图 5-43)。

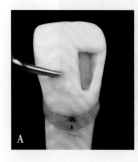
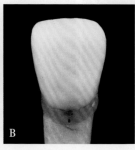
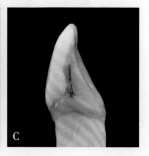

实训图 5-43　完成唇面形态

A. 唇面堆蜡　B. 唇面形态完成(唇面观)　C. 唇面形态完成(邻面观)

(11)形成舌隆突:观察参照牙舌隆突上最高点标记,测量距颈缘的距离,并在制作牙上做标记。蜡刀蘸蜡在颈部加蜡形成半月形舌隆突(实训图 5-44)。

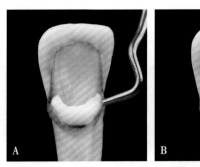
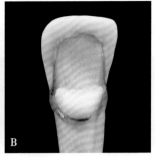

实训图 5-44　形成舌隆突
A.舌隆突水平堆蜡　B.舌隆突完成

（12）形成近、远中边缘嵴：在参照牙的近、远中边缘嵴上画线,观察形态特点。近中边缘嵴长而直,略窄一些;远中边缘嵴短而圆突,比近中边缘嵴略宽一些。用蜡连接近远中切角与舌隆突,形成近、远中边缘嵴(实训图 5-45)。

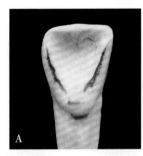
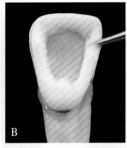
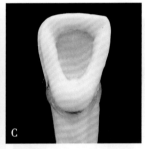

实训图 5-45　形成近、远中边缘嵴
A.近、远中边缘嵴上画线　B.近、远中边缘嵴堆蜡　C.近、远中边缘嵴完成

（13）形成切嵴：在切缘舌侧,沿水平方向堆蜡,形成切嵴,中间稍厚,两侧较薄(实训图 5-46)。与下颌切牙的切缘共同行使切割功能。

（14）完成舌面形态：在舌面框架内薄薄堆一层蜡,并用雕刻刀刮平,形成舌窝(实训图 5-47)。

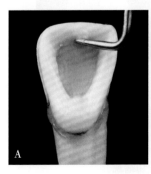
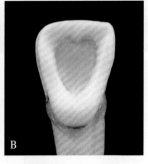
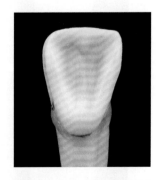

实训图 5-46　形成切嵴
A.切嵴水平堆蜡　B.切嵴完成

实训图 5-47　完成舌面形态

（15）完成邻面形态:在邻面框架内堆蜡,完成邻面。近中面平直,远中面圆突,外形高点均在切 1/3,近中面靠近切角,远中面离切角稍远(实训图 5-48)。

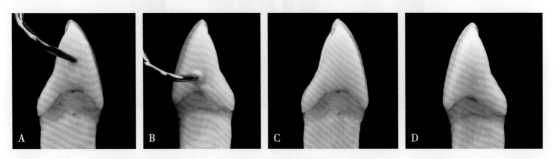

实训图 5-48　完成近、远中面形态
A. 近中面堆蜡　B. 远中面堆蜡　C. 近中面完成　D. 远中面完成

（16）精修蜡型:用雕刻刀刮除颈缘以下的内衬蜡,细修颈缘,使颈部与颈缘线完全贴合。精修方法同前(实训图 5-49),完成最终解剖形态(实训图 5-50)。

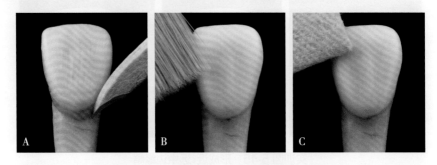

实训图 5-49　精修蜡型
A. 细修牙面　B. 扫除蜡屑　C. 擦拭蜡表面

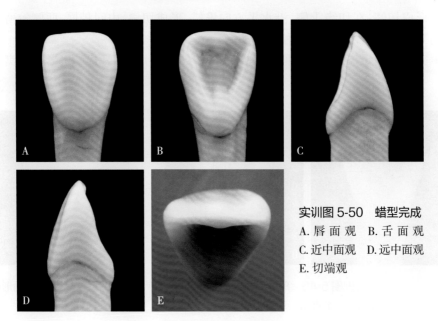

实训图 5-50　蜡型完成
A. 唇面观　B. 舌面观
C. 近中面观　D. 远中面观
E. 切端观

【注意事项】

1. 严格按参照牙的尺寸堆制上颌中切牙牙冠的近远中径、唇舌径和切颈径。

2. 正确堆制各轴面的外形高点。

3. 正确堆制出各面的细微解剖结构。

4. 堆制中注意近、远中切角的区别。

5. 注意舌侧近、远中边缘嵴的形态、突度。

【思考题】

1. 上颌中切牙牙冠解剖形态特点。

2. 上颌中切牙牙冠堆蜡操作步骤。

3. 堆制上颌中切牙时的注意事项。

【评分标准】

上颌中切牙评分标准

班级＿＿＿＿＿＿ 姓名＿＿＿＿＿＿

考核内容	考核要点	配分	得分
体积 (15分)	唇舌径	5	
	近远中径	5	
	切颈径	5	
唇面 (18分)	似梯形	3	
	近远中径与切颈径比例	3	
	切缘长于颈缘	3	
	唇面外形高点位于颈 1/3	3	
	角度特征明显	3	
	发育沟位置	3	
舌面 (12分)	似梯形	3	
	小于唇面	2	
	切嵴宽度及角度	2	
	外形高点在颈 1/3	3	
	舌隆突偏远中	2	
近中面 (22分)	近似三角形	2	
	唇缘弧度	2	
	舌缘弧度	2	
	颈部凹陷	3	
	唇舌径与切龈径比例	4	
	舌隆突突度	3	
	近中面大而平	3	
	接触区位置	3	

续表

考核内容	考核要点	配分	得分
远中面 (9分)	较近中面圆突	3	
	颈部略凹	3	
	接触区位置	3	
切嵴 (10分)	切端观唇面曲率特征	5	
	切嵴位于牙长轴唇侧	5	
整体情况 (14分)	牙体各部分光亮	4	
	整体协调	10	
总分		100	

【撰写实训报告】

二、上颌尖牙堆蜡成形

【目的与要求】

1. 熟悉上颌尖牙牙冠堆蜡成形的操作方法与步骤。

2. 通过对上颌尖牙牙冠的堆蜡成形,掌握上颌尖牙牙冠的解剖形态及功能特点。

【实训内容】

在圆盘上完成上颌尖牙牙冠的堆蜡成形。

【实训用品】

1. 材料与工具 同"上颌中切牙堆蜡成形"。

2. 模型准备 同"上颌中切牙堆蜡成形"中制作上颌尖牙圆盘模型(实训图5-51)。

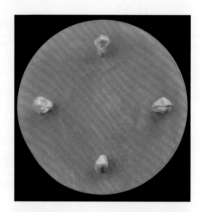

实训图 5-51 上颌尖牙圆盘模型

【方法与步骤】

1. 分区堆制上颌尖牙形态

(1) 堆制近中部分

1) 涂分离剂:在预备体表面均匀涂布一层分离剂,需超过颈缘线2mm,多余的分离剂可用吸水纸除去(实训图5-52)。

2) 堆内衬蜡:左手持代型,切端朝下,右手持电蜡刀,蘸取适量蜡液,从颈缘根方1mm处向切端纵向移动堆蜡,重复数次,直至内衬蜡覆盖整个牙体预备的区域。注意,堆第二刀蜡时应覆盖前一刀蜡宽度的1/2,以保证蜡衔接良好、厚度均匀(实训图5-53)。

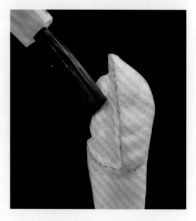

实训图 5-52 涂分离剂

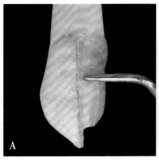 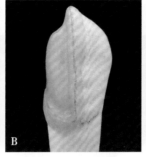 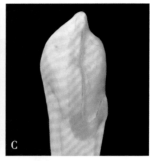

实训图 5-53　堆内衬蜡
A.移动电蜡刀堆蜡　B.唇面完成　C.舌面完成

3）画辅助线:分别标记参照牙和制作牙近中邻面颈曲线顶点和近中切角点,然后用铅笔将两点连成一条直线(实训图 5-54)。

4）确定近中切角的位置:用电蜡刀蘸取适量蜡液,从预备体近中切角处向上、向近中堆蜡,形成直径约 1mm 的蜡柱。从近中面观察,蜡柱位于辅助线上。根据参照牙牙尖顶到近中切角的距离和邻面高度确定蜡柱顶部的位置(实训图 5-55)。

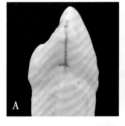 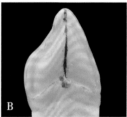

实训图 5-54　画辅助线
A.参照牙近中邻面上画辅助线　B.转移辅助线至内衬蜡堆制体上

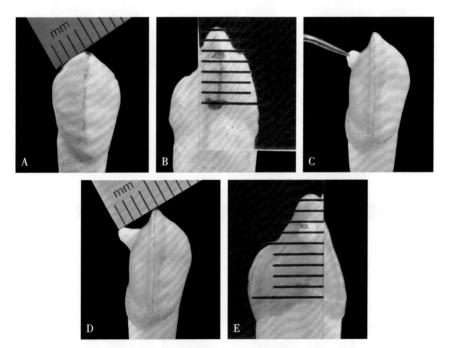

实训图 5-55　确定近中切角
A.测量近中切角到牙尖顶的距离　B.测量近中面颈曲线顶点到近中切角的距离　C.堆蜡形成蜡柱　D.测量近中切角到牙尖顶的距离　E.测量近中面颈曲线顶点到近中切角的距离

5) 形成近中斜缘:用蜡连接蜡柱与牙尖顶,形成近中斜缘(实训图 5-56)。

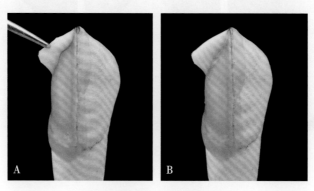

实训图 5-56　形成近中斜缘
A. 近中斜缘加蜡　B. 近中斜缘完成(唇面观)

6) 恢复唇面颈部近中部分:测量参照牙唇面外形高点到颈缘的距离,在制作牙上标记外形高点的位置。沿颈缘方向堆蜡,恢复唇面颈部近中部分。从切端观察,唇面近中部分的曲率大于远中部分(实训图 5-57)。

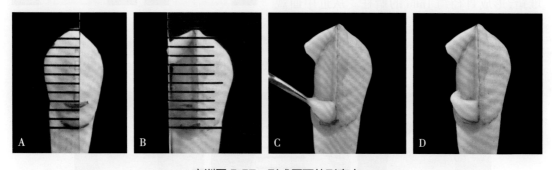

实训图 5-57　形成唇面外形高点
A. 测量唇面外形高点的高度　B. 转移至制作牙上　C. 唇面外形高点水平堆蜡　D. 唇面外形高点完成

7) 形成近中缘:从近中切角开始,向颈部堆蜡。自牙冠中 1/3 处逐渐向颈部缩窄,形成近中缘,近中缘较远中缘曲率小(实训图 5-58)。

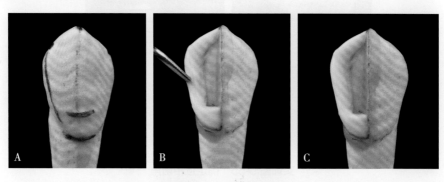

实训图 5-58　形成近中缘
A. 画线观察近中缘形状　B. 近中缘垂直向堆蜡　C. 近中缘完成

8) 形成近中唇斜面:在唇面框架内堆蜡,形成近中唇斜面(实训图 5-59)。上颌尖牙唇轴嵴较突出。从切端观察,近中唇斜面比远中唇斜面曲率大。最后用蜡刀蘸少量蜡,沿着颈曲线弧度在颈部堆蜡形成颈部横纹,与远中唇斜面上横纹相衔接。

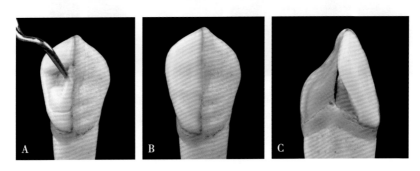

实训图 5-59 完成近中唇斜面
A.近中唇斜面加蜡 B.近中唇斜面完成(唇面观) C.近中唇斜面完成(邻面观)

9) 形成舌隆突:观察参照牙舌隆突上最高点并做标记,用直尺测量舌隆突距颈缘线的距离,在制作牙上做标记,堆蜡形成舌隆突(实训图 5-60)。

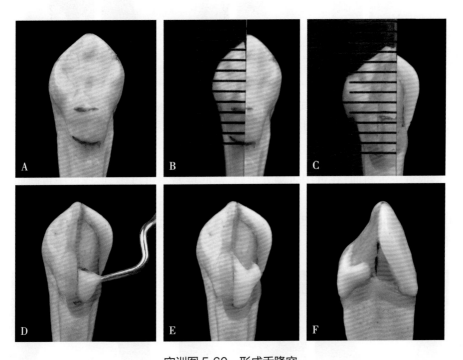

实训图 5-60 形成舌隆突
A.标记舌隆突高度 B.测量舌隆突高度 C.制作牙上测量舌隆突高度 D.舌隆突堆蜡 E.舌隆突完成(舌面观) F.舌隆突完成(邻面观)

10) 形成近中边缘嵴:连接近中切角与舌隆突,形成近中边缘嵴(实训图 5-61)。近中边缘嵴为下颌做侧方运动时的导向结构。

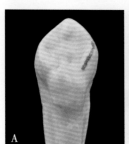 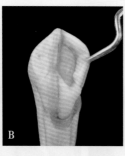 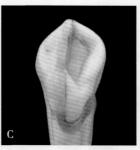 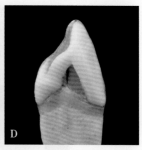

实训图 5-61　形成近中边缘嵴

A. 观察近中边缘嵴的形态　B. 近中边缘嵴垂直向堆蜡　C. 近中边缘嵴完成(舌面观)　D. 近中边缘嵴完成(邻面观)

11)形成近中牙尖嵴:从近中切角舌侧开始,向牙尖顶堆蜡,形成近中牙尖嵴。近中牙尖嵴较锐利,可辅助切牙切割食物(实训图 5-62)。

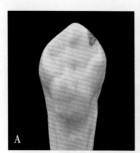 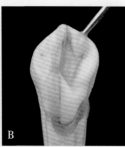 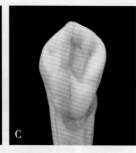 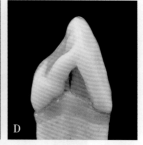

实训图 5-62　形成近中牙尖嵴

A. 观察近中牙尖嵴的形态　B. 近中牙尖嵴堆蜡　C. 近中牙尖嵴完成(舌面观)　D. 近中牙尖嵴完成(邻面观)

12)形成近中舌斜面:在近中舌窝处堆蜡,窝底堆蜡不可过多,形成近中舌斜面(实训图 5-63)。

13)形成近中面:近中面框架内加蜡,完成近中面。近中面较平直,外形高点位于切 1/3 靠近切角处(实训图 5-64)。

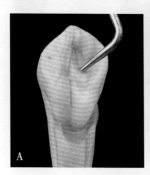 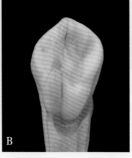 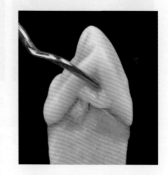

实训图 5-63　完成近中舌斜面
A. 近中舌斜面堆蜡　B. 近中舌斜面完成

实训图 5-64　完成近中面

144

14) 精修蜡型:用雕刻刀修整蜡型,并用丝巾沿着解剖结构的方向轻轻擦拭表面,完成最终形态(实训图 5-65)。

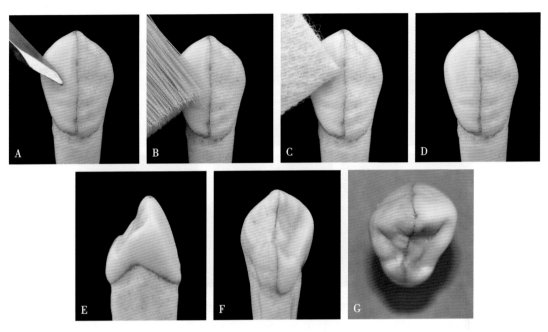

实训图 5-65　精修完成
A. 精修　B. 扫除蜡屑　C. 擦拭　D. 精修完成(唇面观)　E. 精修完成(邻面观)　F. 精修完成(舌面观)　G. 精修完成(切端观)

(2) 堆制远中部分:操作步骤与方法同"堆制近中部分"。

1) 涂分离剂(实训图 5-66)。

2) 堆内衬蜡(实训图 5-67)。

3) 画辅助线,确定远中切角位置:与近中相比,远中切角距牙尖顶稍远,且偏向舌侧。用电蜡刀蘸取适量蜡液,从预备体远中切角处向上、向远中堆蜡,形成直径约 1mm 的蜡柱。

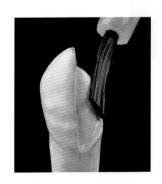

实训图 5-66　涂分离剂

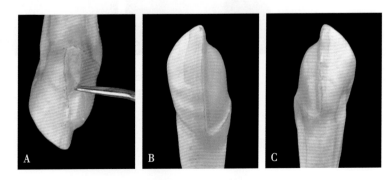

实训图 5-67　堆内衬蜡
A. 移动电蜡刀堆蜡　B. 内衬蜡完成(唇面观)　C. 内衬蜡完成(舌面观)

从远中面观察,蜡柱位于辅助线舌侧。根据参照牙牙尖顶到远中切角的距离和邻面高度确定蜡柱顶部的位置(实训图 5-68)。

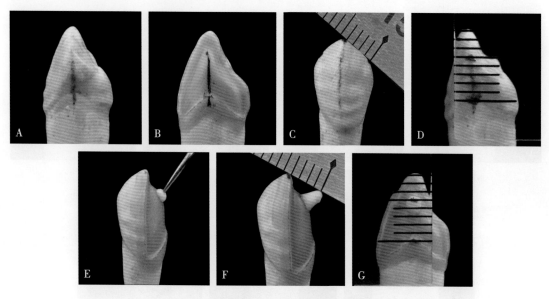

实训图 5-68 确定远中切角

A. 参照牙上画辅助线 B. 制作牙上画辅助线 C. 测量参照牙远中斜缘长度 D. 测量参照牙邻面高度 E. 形成远中切角蜡柱 F. 测量制作牙远中斜缘宽度 G. 测量远中切角高度

4) 形成远中斜缘:远中斜缘比近中稍长,且向舌侧倾斜角度较大(实训图 5-69)。

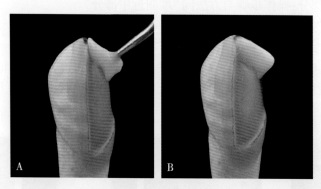

实训图 5-69 形成远中斜缘

A. 远中斜缘堆蜡 B. 远中斜缘完成

5) 恢复唇面颈部外形高点:从切端观,远中唇斜面曲率远小于近中唇斜面曲率(实训图 5-70)。

6) 形成远中缘:远中缘比近中缘稍短且圆突,向舌侧回收明显,与牙弓弧度一致(实训图 5-71)。

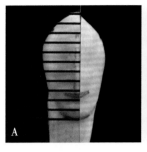 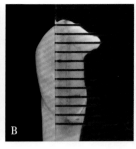 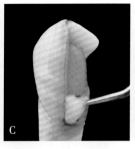 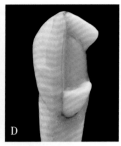

实训图 5-70　形成唇面外形高点
A.测量参照牙外形高点高度　B.确定制作牙外形高点高度　C.唇面外形高点堆蜡　D.外形高点完成

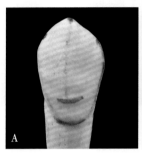 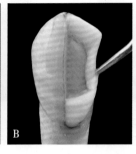 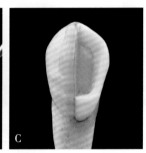

实训图 5-71　形成远中缘
A.观察远中缘形态　B.远中缘堆蜡　C.远中缘完成

7）形成远中唇斜面:远中唇斜面比近中唇斜面大且平,向舌侧回收明显,与牙弓弧度一致。注意:在颈 1/3 处,有一浅的凹陷,使牙体显得细长(实训图 5-72)。同样,在颈部加蜡形成颈部横纹,切 1/3 区形成发育沟。

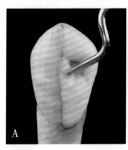 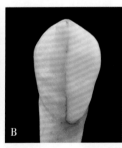 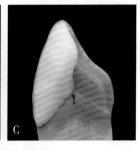

实训图 5-72　形成远中唇斜面
A.远中唇斜面堆蜡　B.远中唇斜面完成(唇面观)　C.远中唇斜面完成(邻面观)

8）形成舌隆突:见实训图 5-73。

9）形成远中边缘嵴:远中边缘嵴比近中边缘嵴短而突,且较粗壮,可以辅助后牙磨碎食物(实训图 5-74)。

10）形成远中牙尖嵴:远中牙尖嵴略长于近中牙尖嵴,且远中牙尖嵴向远中边缘嵴拐角处更为圆钝(实训图 5-75)。

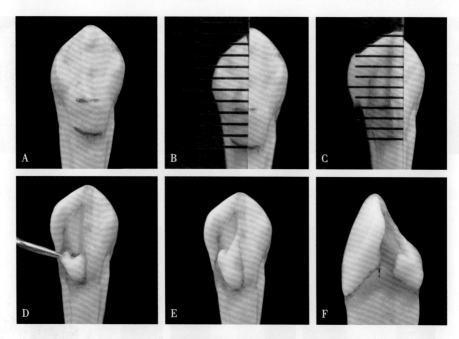

实训图 5-73　形成舌隆突
A. 标记舌隆突高度　B. 测量舌隆突高度　C. 测量制作牙舌隆突高度　D. 舌隆突堆蜡
E. 舌隆突完成(舌面观)　F. 舌隆突完成(邻面观)

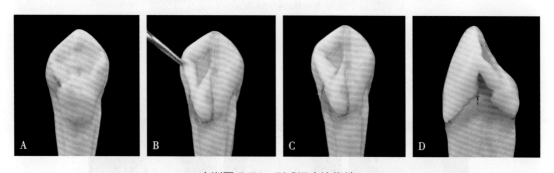

实训图 5-74　形成远中边缘嵴
A. 观察远中边缘嵴形态　B. 远中边缘嵴堆蜡　C. 远中边缘嵴完成(舌面观)　D. 远中边缘嵴完成(邻面观)

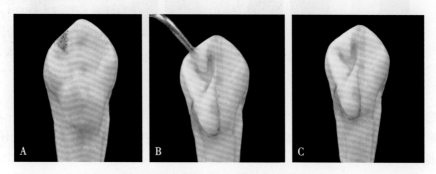

实训图 5-75　形成远中牙尖嵴
A. 观察牙尖嵴形态　B. 远中牙尖嵴堆蜡　C. 牙尖嵴完成(舌面观)

11）形成远中舌斜面:方法同近中舌斜面(实训图 5-76)。

12）形成远中面:远中面比近中面稍小且圆突,外形高点在切 1/3 距切角稍远(实训图 5-77)。

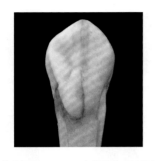

实训图 5-76　形成远中舌斜面

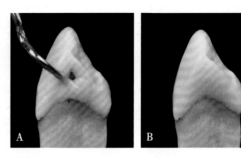

实训图 5-77　形成远中面
A.远中面堆蜡　B.远中面完成(邻面观)

13）精修蜡型:见实训图 5-78。

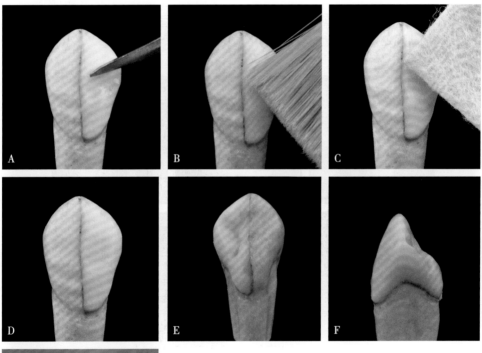

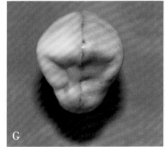

实训图 5-78　精修完成
A.精修唇面　B.扫除蜡屑　C.擦拭　D.精修完成唇面观　E.精
修完成(舌面观)　F.精修完成(邻面观)　G.精修完成(切端观)

2. 堆制上颌尖牙全冠形态

(1) 涂分离剂:见实训图 5-79。

(2) 堆内衬蜡:见实训图 5-80。

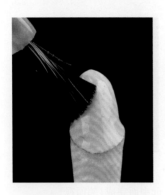

实训图 5-79　涂分离剂

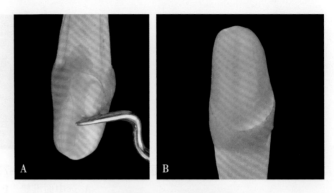

实训图 5-80　堆内衬蜡
A. 移动电蜡刀堆蜡　B. 内衬蜡堆制完成

(3) 画出各轴面辅助线:分别画出唇面颈曲线顶点和牙尖顶的连线、邻面颈曲线顶点和切角的连线,帮助确定牙尖顶、近、远中切角的位置(实训图 5-81)。

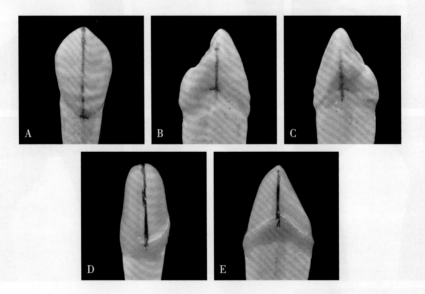

实训图 5-81　画各面辅助线
A. 参照牙唇面辅助线　B. 参照牙近中面辅助线　C. 参照牙远中面辅助线
D. 制作牙唇面辅助线　E. 制作牙邻面辅助线

(4) 形成牙尖顶:测量参照牙的牙尖顶到唇面颈曲线顶点的距离,确定制作牙牙尖顶的高度。尖牙牙尖顶偏近中,用电蜡刀蘸取雕刻蜡,在代型切缘所画辅助线的位置堆蜡,形成蜡柱。测量蜡柱顶端到颈曲线顶点的距离,应与参照牙一致(实训图 5-82)。

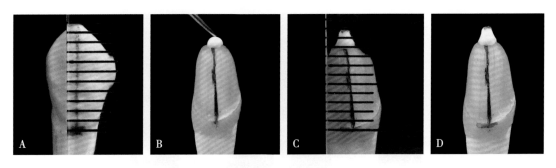

实训图 5-82 形成牙尖顶
A.测量参照牙高度 B.加蜡形成蜡柱 C.测量制作牙高度 D.牙尖顶蜡柱完成

(5) 形成近、远中切角:分别测量近、远中切角与牙尖顶、邻面颈曲线顶点的距离,确定切角的位置,与参照牙一致(实训图 5-83)。

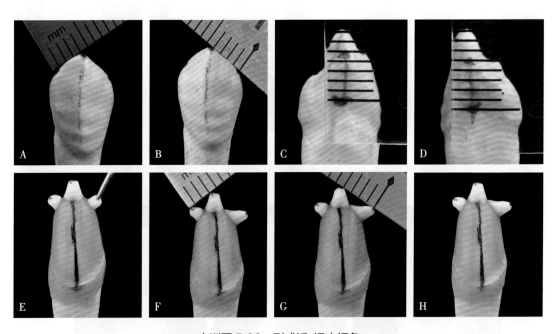

实训图 5-83 形成近、远中切角
A.测量参照牙近中斜缘长度 B.测量参照牙远中斜缘长度 C.测量参照牙近中面高度 D.测量参照牙远中面高度 E.堆蜡形成近、远中切角蜡柱 F.测量制作牙近中斜缘长度 G.测量制作牙远中斜缘长度 H.近远中切角蜡柱完成

(6) 形成近、远中斜缘:近中斜缘短,远中斜缘长,两斜缘在牙尖顶处相交成 90° 角(实训图 5-84)。

(7) 形成唇面颈部外形高点(实训图 5-85)。

(8) 形成近、远中缘:近、远中缘构成尖牙的唇面轮廓,决定着牙齿视觉上的大小。近中缘曲率小于远中缘曲率(实训图 5-86)。

(9) 形成唇轴嵴:用雕刻蜡连接颈部外形高点与牙尖顶,形成唇轴嵴。唇轴嵴的中部稍

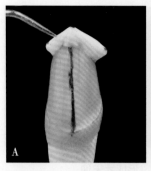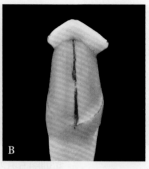

实训图 5-84　形成近、远中斜缘
A. 近、远中斜缘堆蜡　B. 近远中斜缘完成

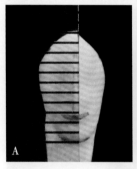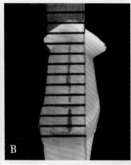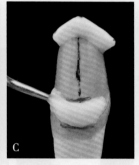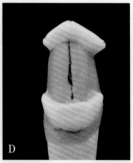

实训图 5-85　形成颈部外形高点
A. 测量参照牙外形高点高度　B. 标记制作牙外形高点位置　C. 颈部外形高点堆蜡　D. 外形高点完成

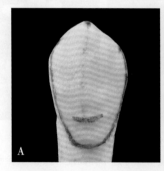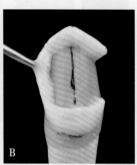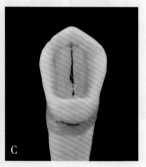

实训图 5-86　形成近、远中缘
A. 观察近、远中缘形态　B. 近、远中缘堆蜡　C. 近、远中缘完成

向近中弯曲,呈弓形(实训图 5-87)。

(10)形成近、远中唇斜面:近中唇斜面小而突,远中唇斜面大而平,在远中颈部有一浅的凹陷(实训图 5-88)。

(11)形成舌隆突(实训图 5-89)。

(12)形成近、远中边缘嵴:近、远中边缘嵴分别与对颌牙形成咬合接触。近中边缘嵴长而直,远中边缘嵴粗短,且曲率较大(实训图 5-90)。

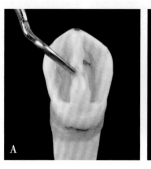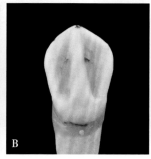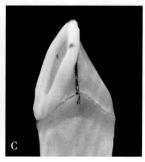

实训图 5-87　形成唇轴嵴
A.唇轴嵴堆蜡　B.唇轴嵴完成(唇面观)　C.唇轴嵴完成(邻面观)

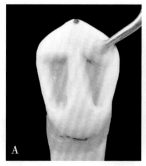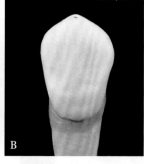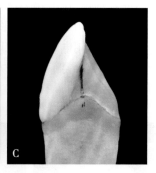

实训图 5-88　完成唇面形态
A.近、远中唇斜面堆蜡　B.唇面形态完成(唇面观)　C.唇面形态完成(邻面观)

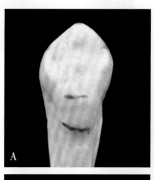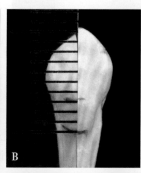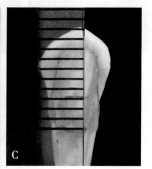

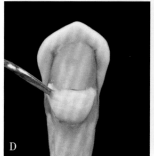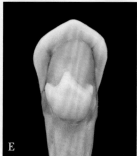

实训图 5-89　形成舌隆突
A.标记参照牙舌隆突高度　B.测量参照牙舌隆突高度　C.在制作牙上标记舌隆突高度　D.舌隆突堆蜡　E.舌隆突完成

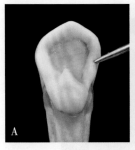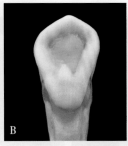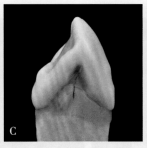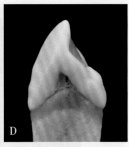

实训图 5-90　形成近、远中边缘嵴

A.近、远中边缘嵴堆蜡　B.近、远中边缘嵴完成　C.近、远中边缘嵴完成(近中面观)　D.近、远中边缘嵴完成(远中面观)

(13) 形成舌轴嵴:用电蜡刀蘸取雕刻蜡从牙尖顶向舌隆突方向堆蜡,形成舌轴嵴,把舌窝分为近中舌窝和远中舌窝(实训图 5-91)。

(14) 形成切嵴:用电蜡刀蘸取雕刻蜡,在近中斜缘舌侧从近中切角开始,向远中斜向牙尖顶堆蜡,形成近中牙尖嵴。同样方法形成远中牙尖嵴。近、远中牙尖嵴相交于牙尖顶形成切嵴(实训图 5-92)。

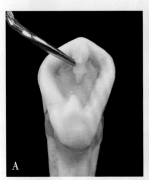

实训图 5-91　形成舌轴嵴
A.舌轴嵴堆蜡　B.舌轴嵴完成

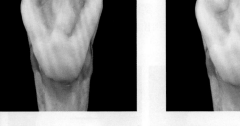

实训图 5-92　形成切嵴

(15) 完成舌面形态:在舌面框架内填蜡,完成舌面形态。上颌尖牙舌窝不如上颌中切牙内凹明显,这使尖牙呈明显的尖锥状,适合于穿透食物(实训图 5-93)。

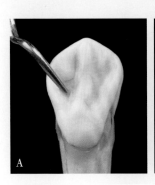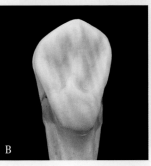

实训图 5-93　完成舌面形态
A.舌面堆蜡　B.舌面形态完成

(16) 形成邻面:在邻面框架内,堆雕刻蜡填充。近中面平直,外形高点距切角较近;远中面稍圆突,外形高点距切角稍远(实训图 5-94)。

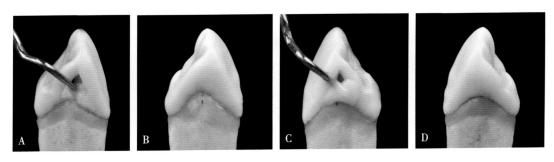

实训图 5-94　形成邻面形态
A. 近中面堆蜡　B. 近中面形态完成　C. 远中面堆蜡　D. 远中面形态完成

(17) 精修蜡型:用雕刻刀修整蜡型,用丝巾轻轻擦拭表面(实训图 5-95),完成最终形态(实训图 5-96)。

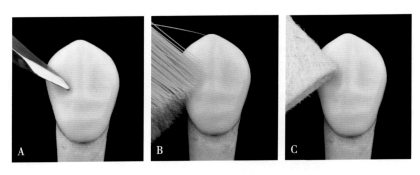

实训图 5-95　精修蜡型
A. 精修蜡型　B. 扫除蜡屑　C. 擦拭

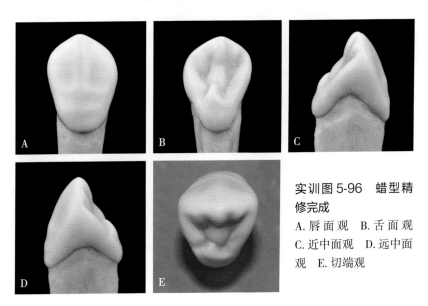

实训图 5-96　蜡型精修完成
A. 唇面观　B. 舌面观 C. 近中面观　D. 远中面观　E. 切端观

【注意事项】

1. 严格按参照牙的尺寸堆制上颌尖牙牙冠的近远中径、唇舌径和切颈径。

2. 正确堆制各轴面的外形高点。

3. 正确堆制出各面的细微解剖结构。

4. 堆制中注意舌轴嵴、近、远中边缘嵴的突度与形态。

【思考题】

1. 上颌尖牙牙冠解剖形态特点。

2. 上颌尖牙牙冠堆蜡操作步骤。

3. 堆制上颌尖牙时的注意事项。

【评分标准】

上颌尖牙评分标准

班级_____ 姓名_____

考核内容	考核要点	配分	得分
体积 (15分)	唇舌径	5	
	近远中径	5	
	切颈径	5	
唇面 (17分)	圆五边形	2	
	近中缘长于远中缘	3	
	远中斜缘长于近中斜缘	3	
	唇颈嵴位于颈 1/3 与中 1/3 交界处	3	
	角度特征明显	3	
	发育沟位置	3	
舌面 (14分)	似唇面	4	
	舌轴嵴位置	3	
	外形高点在颈 1/3	3	
	舌隆突的形态特征	4	
近中面 (22分)	近似三角形	4	
	颈部凹陷	3	
	唇舌径与切颈径比例	3	
	舌隆突凸度	3	
	唇缘弧度	3	
	舌缘弧度	3	
	接触区位置	3	
远中面 (10分)	较近中面圆突	4	
	颈部略凹	3	
	接触区位置	3	

续表

考核内容	考核要点	配分	得分
牙尖 (8分)	切端观唇面曲率特征	4	
	牙尖锐利	4	
整体情况 (14分)	牙体各部分光亮	4	
	整体协调	10	
总分		100	

【撰写实训报告】

（牛　丹）

三、上颌第一前磨牙堆蜡成形

【目的与要求】

1. 熟悉上颌第一前磨牙牙冠堆蜡成形的操作方法与步骤。

2. 通过对上颌第一前磨牙牙冠的堆蜡成形,掌握上颌第一前磨牙牙冠的解剖形态及功能特点。

【实训内容】

在圆盘上完成上颌第一前磨牙牙冠的堆蜡成形。

【实训用品】

1. 材料与工具　同"上颌中切牙堆蜡成形"。

2. 模型准备　堆制后牙牙冠蜡型时,需分别练习堆制每个牙尖的蜡型及全冠蜡型。准备上颌第一前磨牙模型时,需翻制五颗石膏牙:一颗石膏牙做参照牙;一颗石膏牙将牙冠磨除𬌗面1/2,形成𬌗面平台,用作堆制蜡型平台的参照;一颗全冠预备体,用于堆制全冠蜡型;其余分别磨除一个不同牙尖,用于堆制单个牙尖蜡型。每个石膏牙根部需打孔、插钉,形成可卸代型,放置于一个圆盘上,即完成后牙圆盘模型的准备(实训图5-97)。

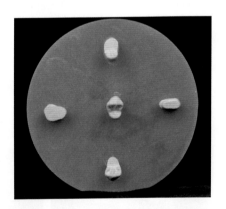

实训图 5-97　上颌第一前磨牙圆盘模型

【方法与步骤】

1. 分牙尖堆制上颌第一前磨牙𬌗面蜡型

(1) 堆制颊尖:上颌第一前磨牙只有一个颊尖,较锐利,且牙尖顶偏向远中。从牙尖顶通往颈部的颊轴嵴不明显,往往也偏向远中,故上颌第一前磨牙颊面具有相反的角度特征和水平曲率特征。颊尖近中舌斜面可辅助尖牙引导下颌侧方运动。

1) 涂分离剂:用软毛刷在颊侧平台上均匀涂布一层分离剂,多余的可用吸水纸吸除(实训图5-98)。注意:在堆制平台时,分离剂过多容易造成蜡型的脱落,因此,应控制分离剂的用量。

2) 堆内衬蜡:在平台表面先均匀堆一层厚约 0.3mm 的内衬蜡,可以有效地增加蜡型与平台之间的密合度(实训图 5-99)。

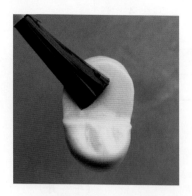

实训图 5-98　涂分离剂

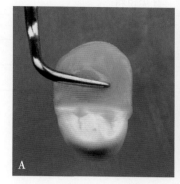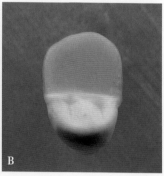

实训图 5-99　堆内衬蜡
A. 移动电蜡刀堆蜡　B. 内衬蜡堆制完成

3) 确定颊尖顶位置并形成蜡锥:依据参照牙的三角嵴走行方向,用标记笔在平台上画出颊尖三角嵴的走行。三角嵴从颊侧稍偏向远中出发,止于𬌗面中央沟。牙尖顶在此直线上距平台颊缘约 1mm 处。用电蜡刀蘸取少量蜡液,在此位置形成一蜡锥,锥尖即牙尖顶。用直尺测量颈缘到牙尖顶的距离,应与参照牙的高度一致(实训图 5-100~ 实训图 5-103)。

4) 形成三角嵴:电蜡刀蘸取雕刻蜡,由牙尖顶开始,向舌侧稍偏近中方向堆蜡,止于中央沟,根据参照牙堆制三角嵴的形态,靠近中央沟处较宽(实训图 5-104)。

5) 形成近、远中牙尖嵴及边缘嵴:由牙尖顶分别向近、远中堆蜡形成近、远中牙尖嵴,然后转向舌侧,与舌尖相连,形成近、远中边缘嵴。注意:分别从颊面和𬌗面观察点角的位置,与参照牙一致。在颊面和邻面堆蜡,完成轴面𬌗 1/3 的形态(实训图 5-105,实训图 5-106)。

6) 精修蜡型:用雕刻刀修整颊尖形态,用丝巾轻轻擦拭表面,完成最终蜡型(实训图 5-107)。

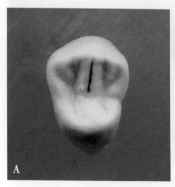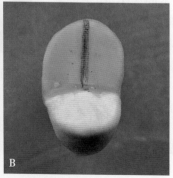

实训图 5-100　画出三角嵴走行方向
A. 画出参照牙三角嵴走行方向　B. 画出制作牙三角嵴走行方向

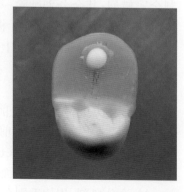

实训图 5-101　确定颊尖顶位置

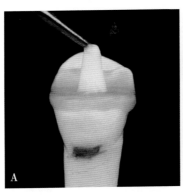
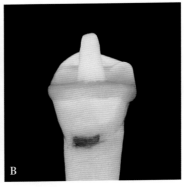

实训图 5-102　形成蜡锥

A. 加高成蜡锥　B. 蜡锥完成

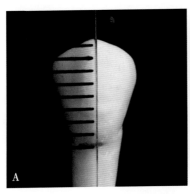
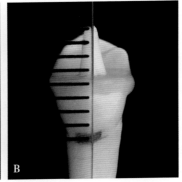

实训图 5-103　确定牙尖高度

A. 测量参照牙颊面高度　B. 测量制作牙颊面高度

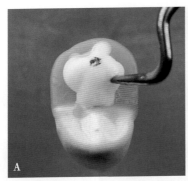
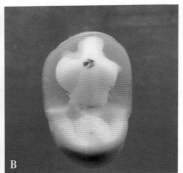

实训图 5-104　形成三角嵴

A. 三角嵴堆蜡　B. 三角嵴完成

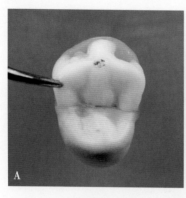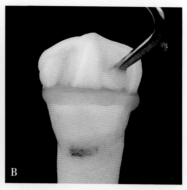

实训图 5-105　形成近、远中牙尖嵴及边缘嵴
A. 牙尖嵴、边缘嵴堆蜡　B. 加蜡形成颊面

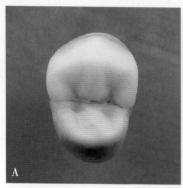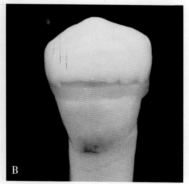

实训图 5-106　颊尖完成
A. 𬌗面观　B. 颊面观

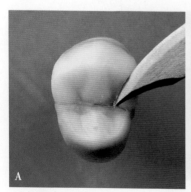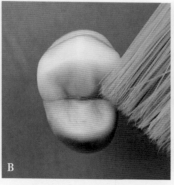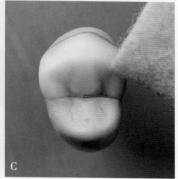

实训图 5-107　精修完成
A. 精修窝沟　B. 扫除蜡屑　C. 擦拭

(2) 堆制舌尖:上颌第一前磨牙舌尖短小、圆钝,辅助磨牙压碎食物。

1) 涂分离剂:见实训图 5-108。

2) 堆内衬蜡:见实训图 5-109。

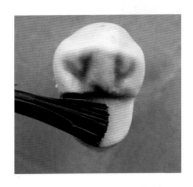

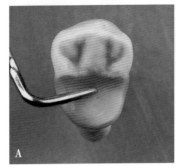

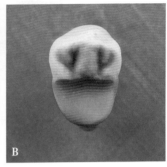

实训图 5-108　涂分离剂

实训图 5-109　堆内衬蜡

A. 移动电蜡刀堆蜡　B. 内衬蜡堆制完成

3) 确定舌尖顶位置:依据参照牙舌尖三角嵴的走行方向在平台上画出标记。上颌第一前磨牙舌尖偏向近中,牙尖顶在此直线上距平台舌缘约 2mm。用电蜡刀蘸取少量雕刻蜡,在此位置堆一蜡球,然后加高成蜡锥,形成牙尖顶。用直尺测量牙尖顶到颈缘的距离,与参照牙的高度一致(实训图 5-110~ 实训图 5-113)。

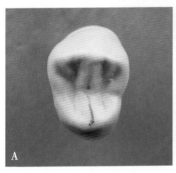

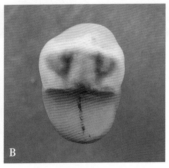

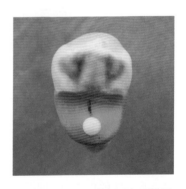

实训图 5-110　画出三角嵴走行方向

A. 画出参照牙三角嵴走行方向　B. 画出制作牙三角嵴走行方向

实训图 5-111　确定舌尖顶位置

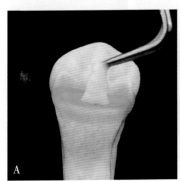

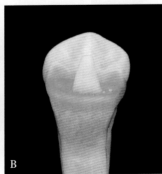

实训图 5-112　形成蜡锥

A. 加高成蜡锥　B. 蜡锥完成

161

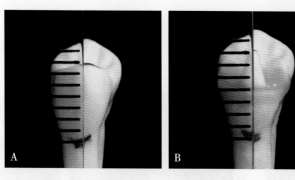

实训图 5-113　确定牙尖高度
A. 测量参照牙舌面高度　B. 测量制作牙舌面高度

4) 堆制三角嵴:用电蜡刀蘸取雕刻蜡,由牙尖顶开始,向颊侧稍偏远中方向堆蜡,至中央沟处,形成圆钝的三角嵴(实训图 5-114)。

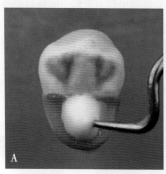
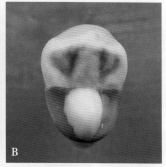

实训图 5-114　形成三角嵴
A. 三角嵴堆蜡　B. 三角嵴完成

5) 堆制近、远中牙尖嵴及边缘嵴:由牙尖顶分别向近、远中堆蜡形成近、远中牙尖嵴,然后转向颊侧,与颊尖相连,形成近、远中边缘嵴。注意:分别从舌面和𬌗面观察点角的位置,与参照牙一致。舌尖的点角不明显,牙尖嵴与边缘嵴圆弧形过渡。在颊面和邻面堆蜡,完成轴面𬌗 1/3 的形态(实训图 5-115)。

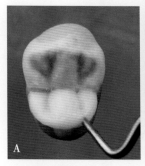
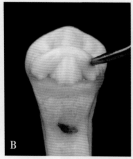
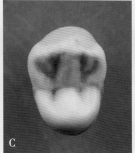
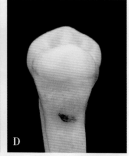

实训图 5-115　形成近、远中牙尖嵴及边缘嵴
A. 加蜡形成近、远中牙尖嵴及边缘嵴　B. 堆蜡形成舌面形态　C. 舌尖完成(𬌗面观)　D. 舌尖完成(舌面观)

6) 精修蜡型:用雕刻刀修整舌尖形态,用丝巾轻轻擦拭表面,完成最终蜡型(实训图 5-116)。

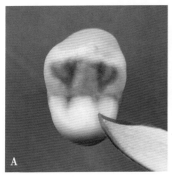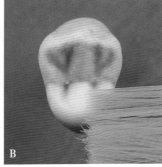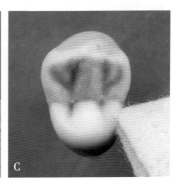

实训图 5-116 精修完成
A.精修窝沟 B.扫除蜡屑 C.擦拭

2. 堆制全冠蜡型
(1) 涂分离剂:见实训图 5-117。
(2) 堆内衬蜡:见实训图 5-118。

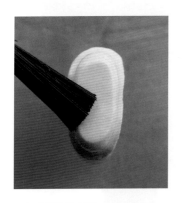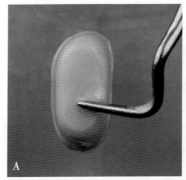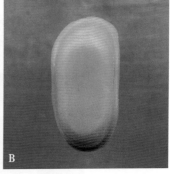

实训图 5-117 涂分离剂

实训图 5-118 堆内衬蜡
A.移动电蜡刀堆蜡 B.内衬蜡堆制完成

(3) 堆制𬌗面平台

1) 确定平台颊舌径:用直尺测量参照平台的颊舌径,分别在颊、舌面中点处水平向外堆蜡形成蜡锥,使堆制牙平台的颊舌径与参照牙平台一致(实训图 5-119)。

2) 确定平台近远中径宽度:用直尺测量参照牙平台的近远中径,分别在堆制牙近、远中面中点处水平向外堆蜡形成蜡锥,使堆制牙平台的近远中径与参照平台一致(实训图 5-120)。

3) 形成平台:用蜡分别连接各个面的蜡锥,与参照牙平台形态一致。修整、完成平台(实训图 5-121)。

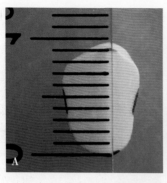 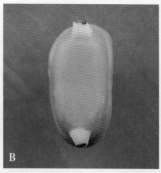 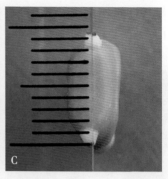

实训图 5-119　确定颊舌径宽度
A.测量参照牙平台的颊舌径　B.制作牙颊舌侧堆蜡锥　C.确定制作牙颊舌径宽度

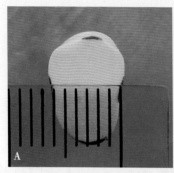 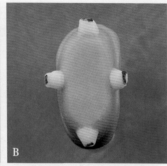 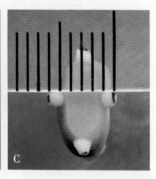

实训图 5-120　确定平台近远中径宽度
A.测量参照牙平台的近远中径　B.制作牙近远中面堆蜡锥　C.确定制作牙近远中径宽度

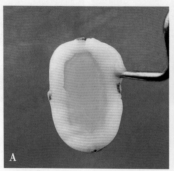 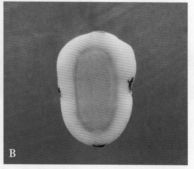

实训图 5-121　形成平台
A.堆蜡连接各蜡锥　B.平台完成

4) 恢复平台以下轴面形态:在颊面颈 1/3 处堆蜡形成颊颈嵴。在近、远中位置纵形堆蜡,形成平台颊面近、远中缘,靠近颈部时,蜡条趋向颊面中线,使得颈部明显收缩。纵向连接颊颈嵴与平台颊缘中点,隆起的蜡条形成颊轴嵴。在轴嵴近、远中堆蜡形成近、远中斜面,完成平台颊面形态。同样方法堆蜡恢复舌面及邻面形态。用雕刻刀修整蜡型表面,完成平台(实训图 5-122~ 实训图 5-126)。

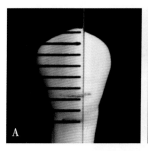 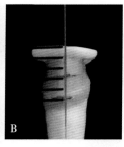 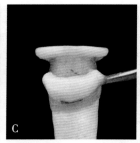 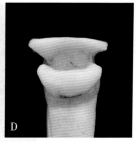

实训图 5-122　形成颊颈嵴

A.测量参照牙外形高点高度　B.确定制作牙外形高点高度　C.堆蜡形成外形高点　D.外形高点完成

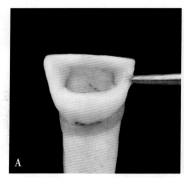 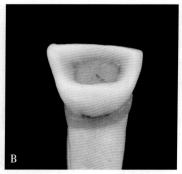

实训图 5-123　形成近、远中缘

A.近、远中缘堆蜡　B.近、远中缘完成

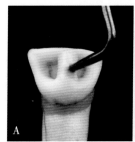 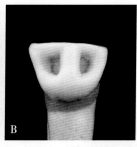 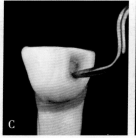 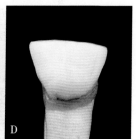

实训图 5-124　完成颊面

A.堆蜡形成颊轴嵴　B.颊轴嵴完成　C.堆蜡形成近、远中颊斜面　D.近、远中颊斜面完成

165

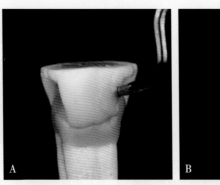
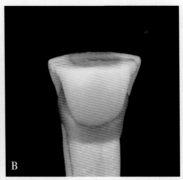

实训图 5-125　完成舌面
A. 舌面堆蜡　B. 舌面完成

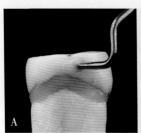
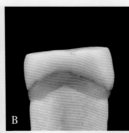
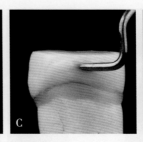
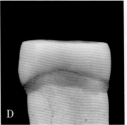

实训图 5-126　完成近、远中面
A. 近中面堆蜡　B. 近中面完成　C. 远中面堆蜡　D. 远中面完成

（4）画出标记线，确定各牙尖区域：𬌗面有中央沟，由于颊尖稍大于舌尖，故中央沟稍偏向舌侧，用标记笔画出中央沟的位置。中央沟把𬌗面分为颊、舌两个牙尖区域，画出颊、舌尖三角嵴的走行方向（实训图 5-127）。

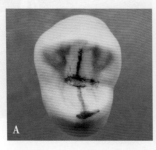
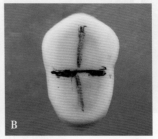

实训图 5-127　画出标记线
A. 在参照牙上画出中央沟及三角嵴走行方向　B. 在制作牙
上画出中央沟及三角嵴走行方向

（5）确定牙尖顶位置,堆制蜡锥:堆制方法同分牙尖堆制。确定牙尖顶位置,加高,完成各牙尖蜡锥(实训图 5-128)。注意:高度要与参照牙一致。

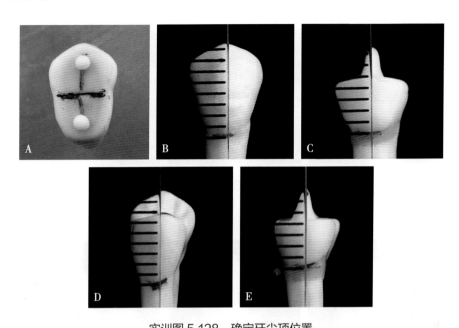

实训图 5-128　确定牙尖顶位置
A. 颊舌尖定点　B. 测量参照牙颊面高度　C. 确定制作牙颊面高度　D. 测量参照牙舌面高度　E. 确定制作牙舌面高度

（6）完成各牙尖:堆制方法同分牙尖堆制(实训图 5-129)。

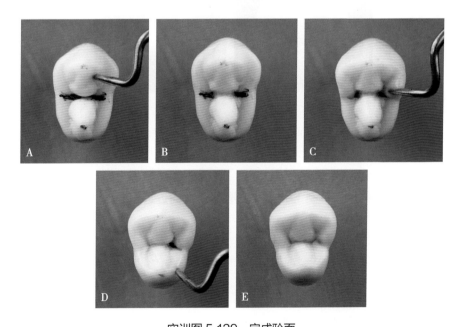

实训图 5-129　完成𬌗面
A. 堆蜡形成三角嵴　B. 三角嵴完成　C. 堆蜡形成近、远中边缘嵴　D. 堆蜡形成副嵴　E. 𬌗面完成

(7) 精修蜡型:用雕刻刀修整蜡型,用丝巾轻轻擦拭表面,完成最终蜡型(实训图 5-130,实训图 5-131)。

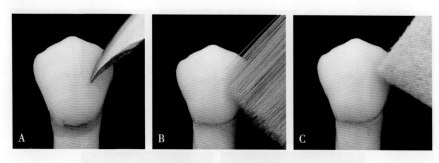

实训图 5-130　精修蜡型
A.精修蜡型　B.扫除蜡屑　C.擦拭

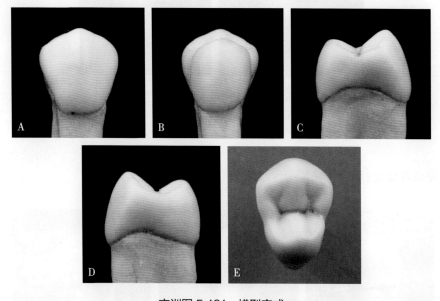

实训图 5-131　蜡型完成
A.颊面观　B.舌面观　C.近中面观　D.远中面观　E.殆面观

【注意事项】

1. 严格按参照牙的尺寸堆制上颌第一前磨牙牙冠的近远中径、颊舌径和殆颈径。
2. 正确堆制各轴面的外形高点。
3. 正确堆制出各面的细微解剖结构。
4. 堆制中注意颊尖偏向远中、舌尖偏向近中。

【思考题】

1. 上颌第一前磨牙牙冠解剖形态特点。
2. 上颌第一前磨牙堆蜡操作步骤。
3. 堆制上颌第一前磨牙时的注意事项。

【评分标准】

上颌第一前磨牙评分标准

班级_____ 姓名_____

考核内容	考核要点		配分	得分
体积 (12分)	颊舌径		4	
	近远中径		4	
	𬌗颈径		4	
颊面 (20分)	似尖牙		3	
	颊颈嵴位于颈1/3		3	
	牙尖偏远中		3	
	颈部缩窄		3	
	颊轴嵴位置		3	
	近中斜缘长、远中斜缘短		2	
	发育沟位置		3	
舌面 (12分)	窄小且圆突		2	
	与近、远中面交界不明显		3	
	舌尖偏近中		3	
	外形高点在中1/3		4	
近中面 (16分)	不规则四边形		3	
	有明显的近中沟		2	
	颊舌径与𬌗颈径比例		2	
	支持尖与引导尖比例		4	
	近中面大而平		2	
	颈部略凹		1	
	接触区位置		2	
远中面 (6分)	小于近中面		3	
	颈部略凹		1	
	接触区位置		2	
𬌗面 (20分)	显著六边形		3	
	颊舌径与近远中径比例		3	
	颊尖与舌尖比例		4	
	中央沟位置	近远中径的1/2	2	
		低于近、远中边缘嵴	2	
	近中沟		2	

续表

考核内容	考核要点		配分	得分
𬌗面 (20分)	近、远中边缘嵴	高度	2	
		宽度	2	
整体情况 (14分)	牙体各部分光亮		4	
	整体协调		10	
	总分		100	

【撰写实训报告】

四、上颌第一磨牙堆蜡成形

上颌第一磨牙由四个牙尖构成,颊尖为引导尖,较锐利,利于切割食物;舌尖为支持尖,较圆钝,利于磨碎食物。其中近中颊尖、远中颊尖和近中舌尖为主要牙尖,构成中央窝,下颌第一磨牙远中颊尖咬合于此。远中舌尖为辅助牙尖,参与补足𬌗面,提高咀嚼效率(实训图5-132)。

【目的与要求】

1. 熟悉上颌第一磨牙牙冠堆蜡成形的操作方法与步骤。

2. 通过对上颌第一磨牙牙冠的堆蜡成形,掌握上颌第一磨牙牙冠的解剖形态及功能特点。

【实训内容】

在圆盘上完成上颌第一磨牙牙冠的堆蜡成形。

【实训用品】

1. 材料与工具 同"上颌中切牙堆蜡成形"。

2. 模型准备 同"上颌第一前磨牙堆蜡成形"中制作上颌第一磨牙圆盘模型(实训图5-133)。

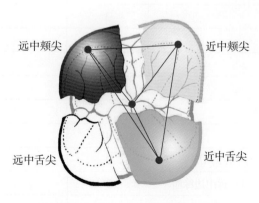

实训图 5-132 上颌第一磨牙分解图

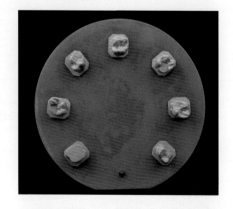

实训图 5-133 上颌第一磨牙圆盘模型

【方法与步骤】

1. 分牙尖堆制上颌第一磨牙𬌗面形态

（1）堆制近中颊尖

1）涂分离剂：方法同上颌第一前磨牙（实训图 5-134）。

2）堆内衬蜡：方法同上颌第一前磨牙（实训图 5-135）。

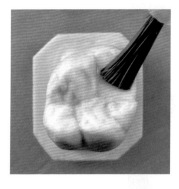

实训图 5-134　涂分离剂

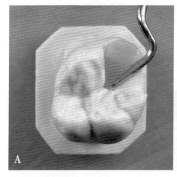

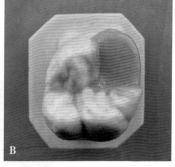

实训图 5-135　堆内衬蜡

A. 移动电蜡刀堆蜡　B. 内衬蜡堆制完成

3）确定牙尖顶位置：依据参照牙在平台上用标记笔画出近中颊尖三角嵴的走行方向。牙尖顶在此标记线上距平台颊缘 1mm 处。在此位置堆一蜡球，加高成蜡锥。用直尺测量牙尖顶到颈缘的距离，与参照牙的高度一致（实训图 5-136~ 实训图 -139）。

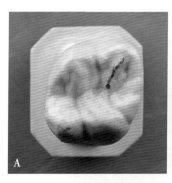

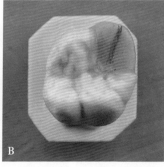

实训图 5-136　画出三角嵴走行方向

A. 画出参照牙近中颊尖三角嵴走行方向　B. 画出制作牙近中颊尖三角嵴走行方向

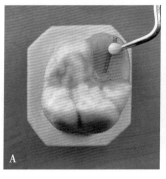

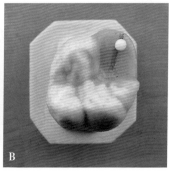

实训图 5-137　确定近中颊尖顶位置

A. 近中颊尖定位　B. 近中颊尖定位完成

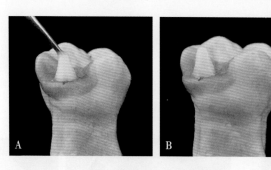

实训图 5-138　形成蜡锥
A. 加高形成蜡锥　B. 蜡锥完成

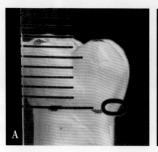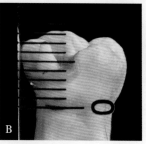

实训图 5-139　确定牙尖高度
A. 测量参照牙近中颊尖高度　B. 确定制作牙近中颊尖高度

4）堆制三角嵴：由牙尖顶开始,沿着所画标记线向舌侧、远中加蜡,延伸到中央窝底形成三角嵴,根据参照牙堆制三角嵴的形态（实训图 5-140）。

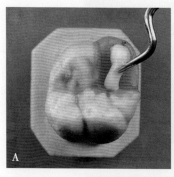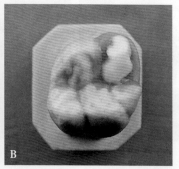

实训图 5-140　形成三角嵴
A. 三角嵴堆蜡　B. 三角嵴完成

5）堆制远中牙尖嵴及副嵴：用电蜡刀蘸取雕刻蜡,由牙尖顶向远中方向堆蜡至颊沟转向舌侧,形成近中牙尖嵴及副嵴（实训图 5-141）。近中颊尖为引导尖,故其牙尖嵴较锐利,堆蜡时应注意其形态特点。近中颊尖与远中颊尖之间形成颊沟,三角嵴与副嵴之间形成副沟。注意在堆蜡时控制蜡温,使堆蜡成嵴的同时与相邻嵴之间形成自然的沟与副沟。然后在颊面堆蜡形成近中颊尖的远中颊斜面。

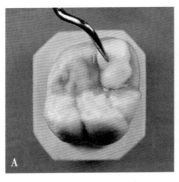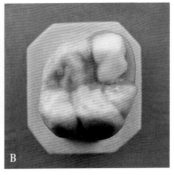

实训图 5-141　形成远中牙尖嵴、副嵴
A. 远中牙尖嵴、副嵴堆蜡　B. 远中牙尖嵴、副嵴完成

6) 堆制近中牙尖嵴及边缘嵴:由牙尖顶向近中方向堆蜡,自然转向舌侧,与近中舌尖相连,形成近中边缘嵴。在颊面及邻面堆蜡,形成近中颊尖的近中颊斜面及近中面颊 1/2 形态(实训图 5-142)。

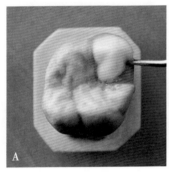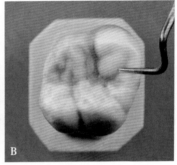

实训图 5-142　形成近中牙尖嵴、边缘嵴
A. 近中牙尖嵴、边缘嵴堆蜡　B. 近中牙尖嵴、边缘嵴完成

7) 精修蜡型:用雕刻刀精修近中颊尖形态,用丝巾轻轻擦拭表面,完成最终蜡型(实训图 5-143)。

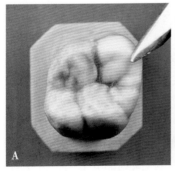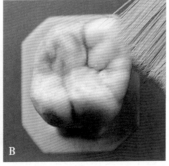

实训图 5-143　精修完成

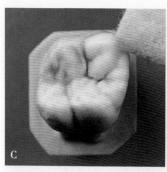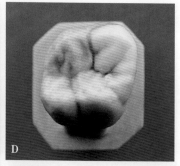

实训图 5-143(续)

A. 精修形态   B. 扫除蜡屑   C. 擦拭   D. 近中颊尖完成

(2) 堆制远中颊尖

1) 涂分离剂:方法同上(实训图 5-144)。

2) 堆内衬蜡:方法同上(实训图 5-145)。

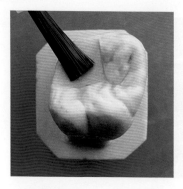

实训图 5-144   涂分离剂

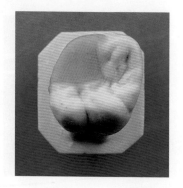

实训图 5-145   堆内衬蜡

3) 确定牙尖顶位置:依据参照牙在平台上画出远中颊尖三角嵴的走行方向,从近中舌尖三角嵴底部出发,伸向颊侧偏远中,方向几乎与颊沟平行。牙尖顶位于标记线上距平台颊缘约 1mm 处。用电蜡刀蘸取少量雕刻蜡,在此位置堆一蜡球,加高成蜡锥。用直尺测量牙尖顶到颈缘的距离,与参照牙的高度一致(实训图 5-146~ 实训图 5-148)。

4) 堆制三角嵴:用电蜡刀蘸取雕刻蜡,由牙尖顶伸向舌侧偏近中,形成三角嵴,与近中舌尖三角嵴相连,形成斜嵴(实训图 5-149)。

5) 堆制近中牙尖嵴及副嵴:用电蜡刀蘸取雕刻蜡,由牙尖顶向近中方向堆蜡,形成近中牙尖嵴,然后转向舌侧,形成副嵴,与近中颊尖之间形成颊沟。近中副嵴在近中央窝处突起成结节,即 Caesar 结节,在其上形成咬合触点(实训图 5-150)。在颊面堆蜡,完成颊面相应区域形态。

6) 堆制远中牙尖嵴及边缘嵴:用电蜡刀蘸取雕刻蜡,由牙尖顶向远中堆蜡,形成远中牙尖嵴,转向舌侧与远中舌尖相连形成远中边缘嵴(实训图 5-151)。牙尖嵴与边缘嵴弧形过渡,使得远中颊尖向舌侧倾斜较多。在颊面及远中面堆蜡,完成轴面形态。

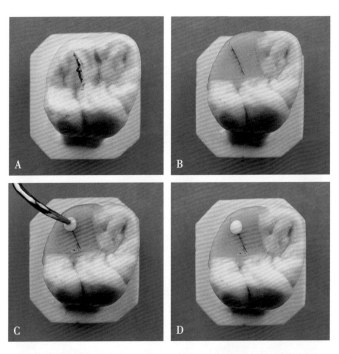

实训图 5-146 画出三角嵴走行方向确定牙尖顶位置
A. 画出参照牙三角嵴走行方向　B. 画出制作牙三角嵴走行方向
C. 确定牙尖顶位置　D. 牙尖顶位置确认完成

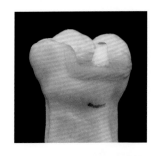

实训图 5-147 加高形成蜡锥

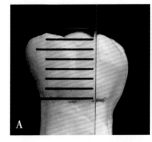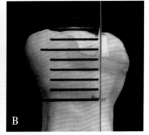

实训图 5-148 确定牙尖高度
A. 测量参照牙远中颊尖高度　B. 确定制作牙远中颊尖高度

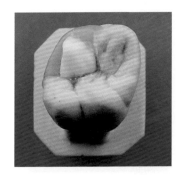

实训图 5-149 形成三角嵴

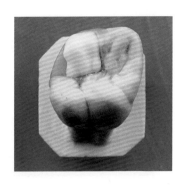

实训图 5-150 形成近中牙尖嵴及副嵴

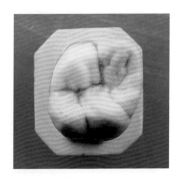

实训图 5-151 形成远中牙尖嵴及边缘嵴

7）精修蜡型:用雕刻刀细修远中颊尖形态,用丝巾轻轻擦拭表面,完成最终蜡型(实训图 5-152)。

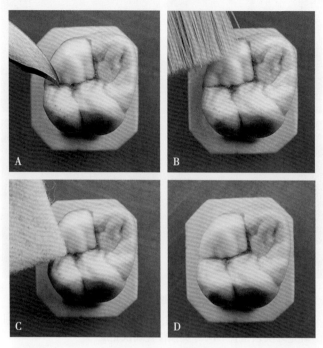

实训图 5-152　精修完成
A.细修蜡型　B.扫除蜡屑　C.擦拭　D.远中颊尖完成

（3）堆制近中舌尖:近中舌尖为上颌第一磨牙主要支持尖,咬合于下颌第一磨牙中央窝,承担主要的咀嚼任务。与对颌牙中央窝以三点接触,形成稳定的咬合关系,并维持正常的垂直距离,有利于颌位的稳定。由于承受较大𬌗力,故牙尖向颊侧倾斜,牙尖顶几乎位于牙体中心,使𬌗力能够沿牙体长轴方向传导。

1）涂布分离剂:方法同上(实训图 5-153)。

2）堆内衬蜡:方法同上(实训图 5-154)。

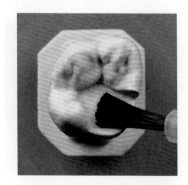

实训图 5-153　涂布分离剂

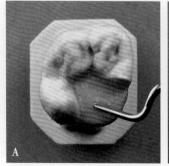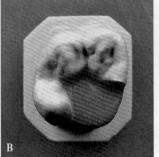

实训图 5-154　堆内衬蜡
A.移动电蜡刀堆蜡　B.内衬蜡堆制完成

3）确定牙尖顶的位置:近中舌尖有两条三角嵴,依据参照牙在平台上画出三角嵴的走行方向,一条三角嵴由中央点隙近中出发,几乎垂直于近中沟伸向舌侧;另一条三角嵴由远中颊尖三角嵴底部出发,几乎与远中舌沟平行,伸向舌侧偏近中。牙尖顶位于两条标记线相交处,距舌缘约 3mm。用电蜡刀蘸取少量雕刻蜡,在此位置堆一蜡球,然后加高成蜡锥。用直尺测量牙尖顶到颈缘的距离,与参照牙的高度一致(实训图 5-155~ 实训图 5-157)。

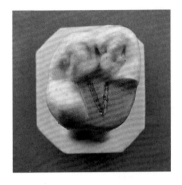

实训图 5-155　画出三角嵴走行方向

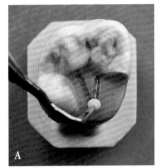 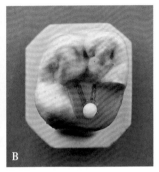

实训图 5-156　确定近中舌尖顶位置
A.确定近中舌尖顶位置　B.近中舌顶位置确认完成

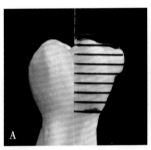 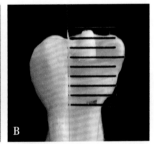

实训图 5-157　形成蜡锥
A.测量参照牙近中舌尖高度　B.确定制作牙近中舌尖高度

4）堆制三角嵴:近中舌尖通常有两条三角嵴,第一条自牙尖顶伸向颊侧至中央窝底,与近中颊尖三角嵴相对。第二条三角嵴与远中颊尖三角嵴在𬌗面斜行相连形成斜嵴。斜嵴将𬌗面分为较大的中央窝和较小的远中窝。下颌第一磨牙远中颊尖咬合于中央窝,位于斜嵴前方。在替牙𬌗时期,斜嵴可以阻止下颌过度后退(实训图 5-158)。

5）堆制远中牙尖嵴及副嵴:用电蜡刀蘸取雕刻蜡,由牙尖顶向远中堆蜡,形成远中牙尖嵴,然后转向颊侧形成远中副嵴,与远中舌尖之间形成自然的远中舌沟。由于舌尖为支持尖,故其牙尖嵴较圆钝,堆蜡时应注意其形态特点。在舌侧堆蜡,完成舌面相应区域形态(实训图 5-159)。

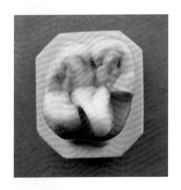

实训图 5-158　形成两条三角嵴

6) 堆制近中牙尖嵴及边缘嵴:用电蜡刀蘸取雕刻蜡,由牙尖顶向近中方向堆蜡形成近中牙尖嵴,然后转向颊侧,与近中颊尖相连,形成近中边缘嵴。在舌面及近中面堆蜡完成轴面形态(实训图 5-160)。

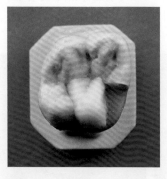
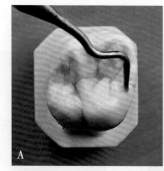
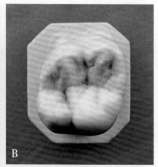

实训图 5-159 形成远中牙尖嵴及副嵴

实训图 5-160 形成近中牙尖嵴及边缘嵴
A. 牙尖嵴、边缘嵴堆蜡 B. 近中舌尖完成

7) 精修蜡型:用雕刻刀细修近中舌尖形态,用丝巾轻轻擦拭表面,完成最终蜡型(实训图 5-161)。

(4) 堆制远中舌尖

1) 涂分离剂:方法同上(实训图 5-162)。

2) 堆内衬蜡:方法同上(实训图 5-163)。

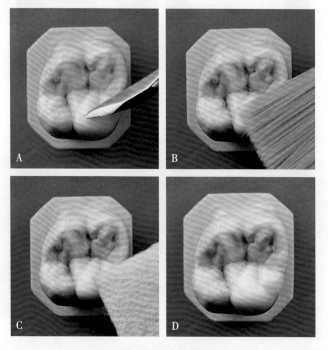

实训图 5-161 精修完成
A. 细修蜡型 B. 扫除蜡屑 C. 擦拭 D. 完成

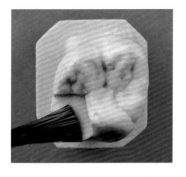

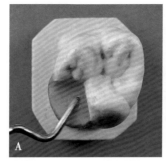

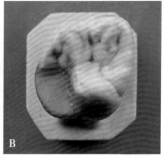

实训图 5-162　涂分离剂　　　　　　　　实训图 5-163　堆内衬蜡
A.移动电蜡刀堆蜡　B.内衬蜡堆制完成

3) 确定牙尖顶位置:依据参照牙在平台上画出远中舌尖三角嵴的走行方向。从远中窝出发,伸向舌侧稍偏远中。牙尖顶在此直线上距平台舌 缘约 2mm 处。用电蜡刀蘸取少量雕刻蜡,在此位置堆一蜡球,确定远中舌尖顶的位置,然后加高成蜡锥。用直尺测量牙尖顶到颈缘的距离,与参照牙的高度一致(实训图 5-164~ 实训图 5-167)。

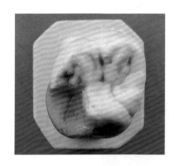

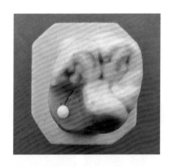

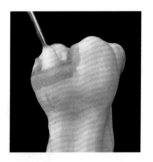

实训图 5-164　画出三角嵴　　实训图 5-165　确定远中舌　　实训图 5-166　形成蜡锥
走行方向　　　　　　　　尖顶位置

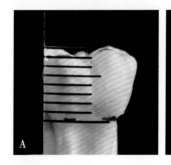

实训图 5-167　确定牙尖高度
A.测量参照牙远中舌尖高度　B.确定制作牙远中舌尖高度

4) 堆制三角嵴:用电蜡刀蘸取雕刻蜡,由牙尖顶开始,向颊侧稍偏近中方向堆蜡至远中窝底,形成三角嵴,根据参照牙堆制三角嵴的形态(实训图 5-168)。

5) 堆制近中牙尖嵴及副嵴:用电蜡刀蘸取雕刻蜡,由牙尖顶向近中方向堆蜡,形成近中牙尖嵴,然后转向颊侧形成副嵴,与斜嵴之间形成远中舌沟。在舌侧堆蜡,完成相应区域舌面形态(实训图 5-169)。

6) 堆制远中牙尖嵴及边缘嵴:用电蜡刀蘸取雕刻蜡,由牙尖顶向远中方向堆蜡,形成远中牙尖嵴,然后转向颊侧,与远中颊尖相连形成远中边缘嵴。远中牙尖嵴与远中边缘嵴成弧形连接。在舌面及远中面堆蜡完成相应区域轴面形态(实训图 5-170)。

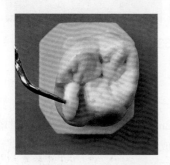 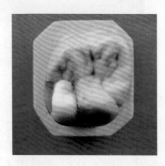 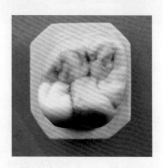

实训图 5-168　形成三角嵴　　实训图 5-169　形成近中牙尖嵴和副嵴　　实训图 5-170　形成远中牙尖嵴和边缘嵴

7) 精修蜡型:用雕刻刀细修远中舌尖形态,用丝巾轻轻擦拭表面,完成最终蜡型(实训图 5-171)。

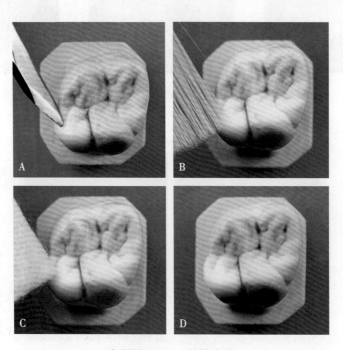

实训图 5-171　精修完成
A.细修蜡型　B.扫除蜡屑　C.擦拭　D.远中舌尖完成

2. 堆制上颌第一磨牙全冠蜡型

（1）制作𬌗面平台

1）涂分离剂:方法同上（实训图 5-172）。

2）堆内衬蜡:方法同上（实训图 5-173）。

3）堆制𬌗面平台:方法同上颌第一前磨牙（实训图 5-174）。

4）恢复平台以下轴面形态:上颌第一磨牙的颊面外形高点在颈 1/3。在颈部堆蜡形成颊颈嵴,其远中部分突度小于近中部分,这使得远中颊尖更偏向舌侧。在近、远中方向纵向堆蜡,形成颊面近、远中缘,靠近颈部蜡条稍趋向颊面中线,使得颈部缩窄。分别在颊面的近、远中部分纵向堆蜡,形成近、远中

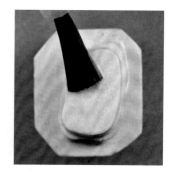

实训图 5-172　涂分离剂

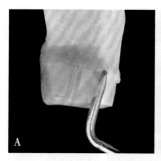
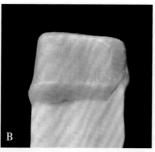
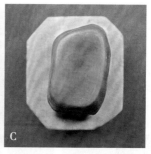

实训图 5-173　堆内衬蜡

A. 移动电蜡刀堆蜡　B. 内衬蜡堆制（颊面观）　C. 内衬蜡堆制（𬌗面观）

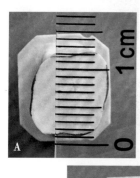
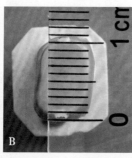
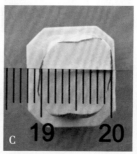
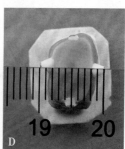
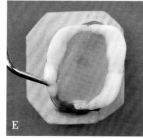
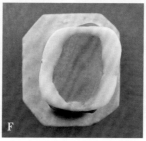
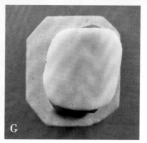

实训图 5-174　平台完成

A. 测量参照牙颊舌径　B. 确定制作牙颊舌径　C. 测量参照牙近远中径　D. 确定制作牙近远中径　E. 连接各蜡柱　F. 连接完成　G. 𬌗面堆蜡、修整

颊轴嵴。在颊轴嵴近、远中堆蜡,分别形成平台以下两个颊尖的近、远中斜面。同样方法堆蜡恢复舌面形态,但舌面轴嵴、颈嵴不明显,较圆钝。在近中舌尖的中 1/3 偶有卡氏尖存在,与近中舌尖有沟分开。堆蜡恢复平台以下邻面形态,近、远中面均较平坦。用雕刻刀修整蜡型表面,完成平台(实训图 5-175)。

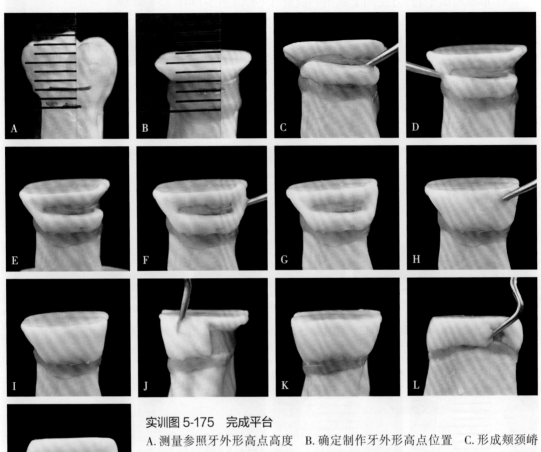

实训图 5-175 完成平台
A. 测量参照牙外形高点高度 B. 确定制作牙外形高点位置 C. 形成颊颈嵴
D. 形成近中缘 E. 近中缘完成 F. 形成远中缘 G. 远中缘完成 H. 形成轴嵴与近、远中斜面 I. 颊面完成 J. 形成舌面 K. 舌面完成 L. 形成邻面 M. 邻面完成

(2) 制作各牙尖

1) 确定各牙尖区域:按照参照牙,在平台上画出窝沟走行方向,划分颊、舌尖的区域。中央点隙在𬌗面中央稍偏近中,向颊侧稍偏远中画出颊沟,是近中颊尖与远中颊尖的分界线;中央点隙向近中为近中沟,近中沟与颊沟几乎垂直,它是近中颊尖与近中舌尖的分界线;从平台远中边缘中心稍偏颊侧处开始,向近中、舌侧,至平台舌侧边缘中心稍偏远中处,画出远中舌沟,是远中舌尖与远中颊尖和近中舌尖的分界线;从中央点隙向远中偏舌侧至远中舌沟,画出远中颊尖与近中舌尖的分界线(实训图 5-176)。

2) 确定牙尖顶位置:堆制方法同分牙尖堆制,画出各牙尖三角嵴的走行方向,确定牙尖顶位置,加高成蜡锥,高度与参照牙一致(实训图 5-177)。

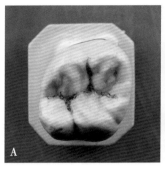
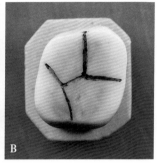

实训图 5-176　画出中央沟、颊沟、远中舌沟
A.画出参照牙𬌗面沟的走行　B.画出制作牙𬌗面平台沟的走行方向

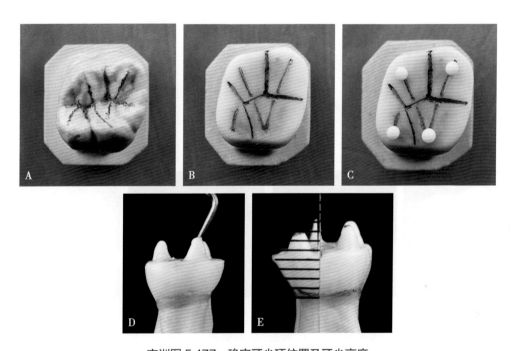

实训图 5-177　确定牙尖顶位置及牙尖高度
A.画出参照牙各三角嵴走行方向　B.画出制作牙𬌗面平台各三角嵴的走行方向　C.各牙尖定点　D.形成各牙尖蜡锥　E.确定各牙尖高度

3) 完成各牙尖:堆制方法同分牙尖堆制(实训图 5-178)。

(3) 精修蜡型:用雕刻刀修整蜡型,用丝巾轻轻擦拭表面,完成最终形态(实训图 5-179)。

【注意事项】

1. 严格按参照牙的尺寸堆制上颌第一磨牙牙冠的近远中径、颊舌径和𬌗颈径。

2. 正确堆制各轴面的外形高点。

3. 正确堆制出各面的细微解剖结构。

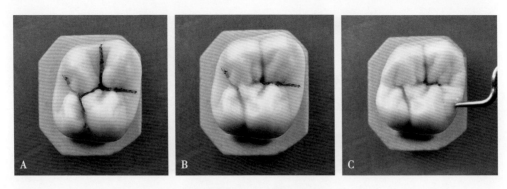

实训图 5-178　 面完成

A.形成各牙尖三角嵴　 B.形成各牙尖副嵴　 C.形成各牙尖边缘嵴

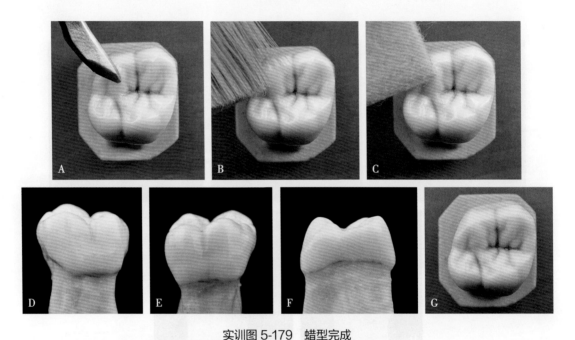

实训图 5-179　 蜡型完成

A.雕刻刀精修蜡型　 B.去除蜡屑　 C.抛光　 D.颊面观　 E.舌面观　 F.邻面观　 G. 面观

4. 上颌第一磨牙 面呈明显的斜方形。

5. 远中颊尖三角嵴与近中舌尖三角嵴斜行相连成斜嵴,注意斜嵴的走行与形态。

6. 注意沟的宽度、深度与方向,保证下颌运动的顺畅。

【思考题】

1. 上颌第一磨牙牙冠解剖形态特点。

2. 上颌第一磨牙堆蜡操作步骤。

3. 堆制上颌第一磨牙时的注意事项。

【评分标准】

上颌第一磨牙评分标准

班级_____ 姓名_____

考核内容	考核要点		配分	得分
体积 (6分)	颊舌径		2	
	近远中径		2	
	𬌗颈径		2	
颊面 (23分)	近远中径和𬌗颈径比例		2	
	牙冠长轴方向		3	
	𬌗缘长于颈缘		2	
	角度特征	近中	1	
		远中	1	
	颊尖大小比例		2	
	颊颈嵴位置		3	
	远中缘		2	
	近中缘		2	
	颊轴嵴位置		2	
	颈部缩窄		2	
	颊沟位置		1	
舌面 (18分)	似颊面,小于颊面		2	
	近远中径和𬌗颈径比例		2	
	牙冠长轴方向		3	
	舌尖大小分配比例		3	
	远中舌沟位置		1	
	近中缘		2	
	远中缘		2	
	外形高点在中 1/3		2	
	颈部缩窄		1	
近中面 (15分)	支持尖与引导尖比例		3	
	支持尖回收角度		3	
	颊面曲度		2	
	舌面曲度		2	
	接触区位置		1	
	颈曲线曲度		2	
	颈部凹陷		2	

考核内容	考核要点		配分	得分
远中面 (9分)	颊面曲度		2	
	舌面曲度		2	
	接触区位置		1	
	颈曲线曲度		2	
	颈部略凹		2	
𬌗面 (17分)	牙尖比例、大小、位置		4	
	沟	颊沟	1	
		近中沟	1	
		远中舌沟	1	
	三角嵴形态		3	
	斜嵴形态		4	
	𬌗缘形态		3	
整体情况 (12分)	牙体各部分光亮		4	
	整体协调		8	
总分			100	

【撰写实训报告】

五、下颌第一磨牙堆蜡成形

下颌第一磨牙由五个牙尖构成,颊尖为支持尖,较圆钝,利于磨碎食物;舌尖为引导尖,较锐利,利于切割食物。其中远中颊尖、近中舌尖和远中舌尖为主要牙尖,构成中央窝,上颌第一磨牙近中舌尖咬合于此;近中颊尖和远中尖为辅助牙尖,补足𬌗面,提高咀嚼效率(实训图5-180)。

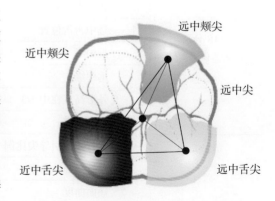

实训图 5-180　下颌第一磨牙分解示意图

【目的与要求】

1. 熟悉下颌第一磨牙牙冠堆蜡成形的操作方法与步骤。

2. 通过对下颌第一磨牙牙冠的堆蜡成形,掌握下颌第一磨牙牙冠的解剖形态及功能特点。

【实训内容】

在圆盘上完成下颌第一磨牙牙冠的堆蜡成形。

【实训用品】

1. 材料与工具　同"上颌中切牙堆蜡成形"。

2. 模型准备　同"上颌第一前磨牙堆蜡成形"中制作下颌第一磨牙圆盘模型(实训图 5-181)。

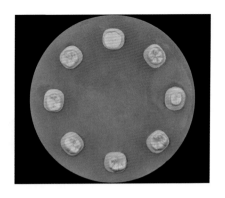

实训图 5-181　下颌第一磨牙圆盘模型

【方法与步骤】

1. 分牙尖堆制下颌第一磨牙𬌗面形态

(1)堆制远中颊尖:下颌第一磨牙远中颊尖为主要功能尖,咬合于上颌第一磨牙中央窝,以三点接触的方式,形成稳定的咬合关系,并维持垂直距离。下颌磨牙颊尖向舌侧倾斜,几乎位于牙体中心,有利于𬌗力沿牙体长轴方向传导。

1)涂分离剂:方法同上颌第一磨牙(实训图 5-182)。

2)堆内衬蜡:方法同上颌第一磨牙(实训图 5-183)。

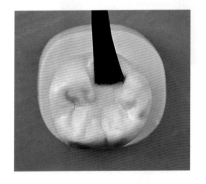

实训图 5-182　涂分离剂

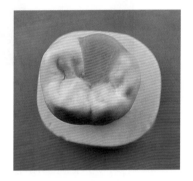

实训图 5-183　堆内衬蜡

3)确定牙尖顶位置:依据参照牙用标记笔在平台上画出远中颊尖三角嵴的走行方向,从中央窝出发,伸向颊侧稍偏远中。远中颊尖向舌侧内收明显,因此牙尖顶在此直线上距平台颊缘约 3mm 处。用电蜡刀蘸取少量雕刻蜡,在此位置堆一蜡球,确定远中颊尖顶的位置,然后加高成蜡锥。用直尺测量牙尖顶到颈缘的距离,与参照牙的高度一致(实训图 5-184~ 实训图 5-187)。

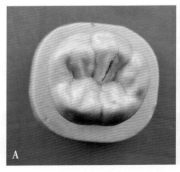

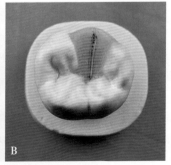

实训图 5-184　画出远中颊尖三角嵴走行方向

A. 在参照牙上标记远中颊尖三角嵴走行方向　B. 在制作牙上标记远中颊尖三角嵴走行方向

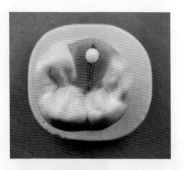

实训图 5-185　确定远中颊尖顶位置

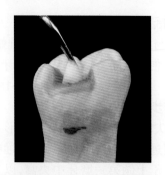

实训图 5-186　加高形成蜡锥

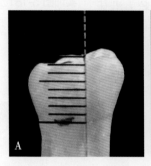

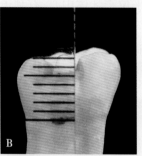

实训图 5-187　确定远中颊尖高度

A.测量参照牙远中颊尖高度　B.确定制作牙远中颊尖高度

4）堆制三角嵴:用电蜡刀蘸取雕刻蜡,由牙尖顶开始,向舌侧、近中方向加蜡至中央窝底,形成三角嵴。根据参照牙堆制三角嵴的形态,在近中央窝处形成结节(实训图 5-188)。此结节与对颌牙形成咬合接触点,其颊侧的三角嵴相对平坦,以减少下颌运动中的𬌗干扰。

5）堆制近中牙尖嵴及副嵴:用电蜡刀蘸取雕刻蜡,由牙尖顶向近中方向堆蜡,形成近中牙尖嵴,然后转向舌侧形成副嵴,止于结节处,与近中颊尖之间形成颊沟(实训图 5-189)。颊尖为支持尖,牙尖嵴较圆钝,堆蜡时应注意其形态特点。

6）堆制远中牙尖嵴及副嵴:用电蜡刀蘸取雕刻蜡,由牙尖顶向远中方向堆蜡,形成远中牙尖嵴,然后转向舌侧形成副嵴,止于结节处,与远中尖之间形成远颊沟(实训图 5-190)。

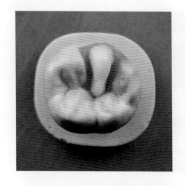

实训图 5-188　形成三角嵴

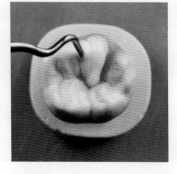

实训图 5-189　形成近中牙尖嵴及副嵴

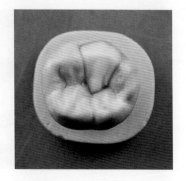

实训图 5-190　形成远中牙尖嵴及副嵴

7) 精修蜡型:用雕刻刀细修远中颊尖形态,用丝巾轻轻擦拭表面,完成最终蜡型(实训图 5-191)。

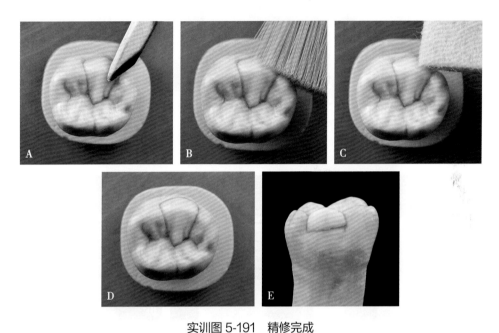

实训图 5-191　精修完成

A.细修蜡型　B.扫除蜡屑　C.擦拭　D.远中颊尖完成(殆面观)　E.远中颊尖完成(颊面观)

(2) 堆制近中舌尖

1) 涂分离剂:方法同前(实训图 5-192)。

2) 堆内衬蜡:方法同前(实训图 5-193)。

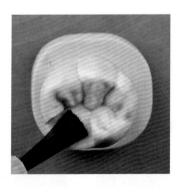

实训图 5-192　涂分离剂

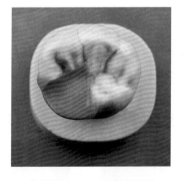

实训图 5-193　堆内衬蜡

3) 确定牙尖顶位置:依据参照牙在平台上画出近中舌尖三角嵴的走行方向,从中央窝出发,向舌侧偏近中,几乎与舌沟成 45°角。牙尖顶在此直线上距平台舌缘约 1mm 处。用电蜡刀蘸取少量雕刻蜡,在此位置堆一蜡球,确定近中舌尖的位置,然后加高成蜡锥。用直尺测量牙尖顶到颈缘的距离,与参照牙的高度一致(实训图 5-194~ 实训图 5-197)。

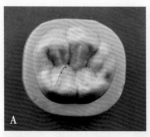 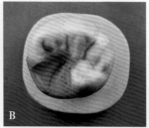 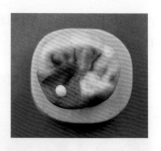

实训图 5-194　画出三角嵴走行方向

A.参照牙上画出三角嵴走行方向　B.制作牙上画出三角嵴走行方向

实训图 5-195　确定近中舌尖顶位置

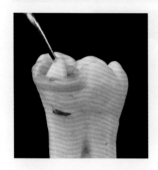 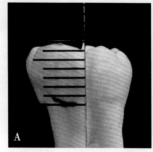 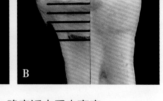

实训图 5-196　加高形成蜡锥

实训图 5-197　确定近中舌尖高度

A.测量参照牙近中舌尖高度　B.确定制作牙近中舌尖高度

4）堆制三角嵴:用电蜡刀蘸取雕刻蜡,由牙尖顶向颊侧、远中堆蜡至中央窝底,形成三角嵴,根据参照牙堆制三角嵴的形态(实训图 5-198)。

5）堆制远中牙尖嵴及副嵴:用电蜡刀蘸取雕刻蜡,由牙尖顶向远中堆蜡,形成远中牙尖嵴,然后转向颊侧形成副嵴,与远中舌尖之间形成舌沟(实训图 5-199)。舌尖为引导尖,牙尖嵴较锐利,堆蜡时应注意其形态特点。

6）堆制近中牙尖嵴及边缘嵴:用电蜡刀蘸取雕刻蜡,由牙尖顶向近中方向堆蜡,形成近中牙尖嵴,然后转向颊侧与近中颊尖相连形成近中边缘嵴(实训图 5-200)。

7）精修蜡型:用雕刻刀细修近中舌尖形态,完成最终蜡型(实训图 5-201)。

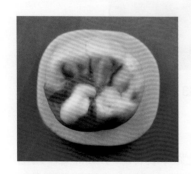 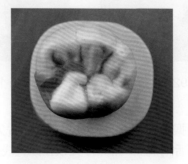 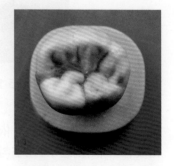

实训图 5-198　完成三角嵴

实训图 5-199　形成远中牙尖嵴及副嵴

实训图 5-200　形成近中牙尖嵴及边缘嵴

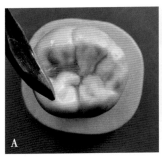 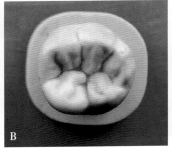 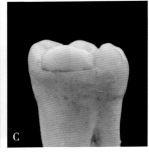

实训图 5-201 精修完成

A.细修蜡型 B.近中舌尖完成(𬌗面观) C.近中舌尖完成(舌面观)

(3) 堆制远中舌尖

1) 涂分离剂:方法同前(实训图 5-202)。

2) 堆内衬蜡:方法同前(实训图 5-203)。

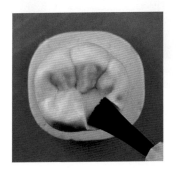 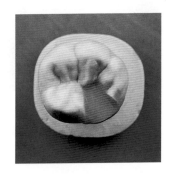

实训图 5-202 涂分离剂   **实训图 5-203 堆内衬蜡**

3) 确定牙尖顶位置:依据参照牙在平台上画出远中舌尖三角嵴的走行方向,三角嵴从中央窝出发,伸向舌侧偏远中。牙尖顶在此直线上距平台舌缘约 1mm 处。用电蜡刀蘸取少量雕刻蜡,在此位置堆一蜡球,确定远中舌尖的位置,然后加高成蜡锥。用直尺测量牙尖顶到颈缘的距离,与参照牙的高度一致(实训图 5-204~ 实训图 5-207)。

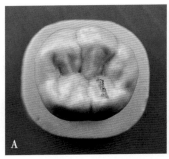 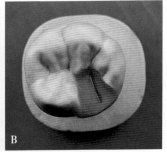

实训图 5-204 画出三角嵴走行方向

A.画出参照牙三角嵴走行方向 B.标记制作牙三角嵴走行方向

191

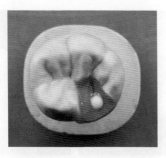

实训图 5-205　确定远中舌尖顶的位置

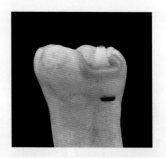

实训图 5-206　加高形成蜡锥

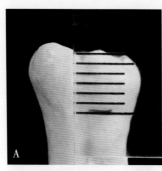

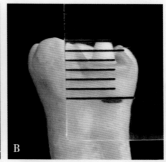

实训图 5-207　确定远中舌尖高度
A.测量参照牙远中舌尖高度　B.确定制作牙远中舌尖高度

4）堆制三角嵴:用电蜡刀蘸取雕刻蜡,由牙尖顶向颊侧、近中方向堆蜡至中央窝底,形成三角嵴,根据参照牙堆制三角嵴的形态(实训图 5-208)。

5）堆制近中牙尖嵴及副嵴:用电蜡刀蘸取雕刻蜡,由牙尖顶向近中方向堆蜡,形成近中牙尖嵴,然后转向颊侧形成副嵴,与近中舌尖之间形成舌沟(实训图 5-209)。

6）堆制远中牙尖嵴及边缘嵴:用电蜡刀蘸取雕刻蜡,由牙尖顶向远中方向堆蜡,形成远中牙尖嵴,然后转向颊侧与远中尖相连,形成远中边缘嵴(实训图 5-210)。

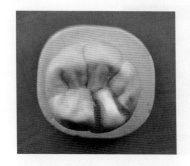

实训图 5-208　形成三角嵴

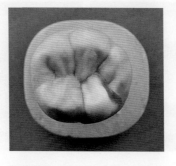

实训图 5-209　形成近中牙尖嵴及副嵴

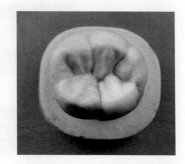

实训图 5-210　形成远中牙尖嵴及边缘嵴

7）精修蜡型:用雕刻刀细修远中舌尖形态,用丝巾轻轻擦拭表面,完成最终蜡型(实训图 5-211)。

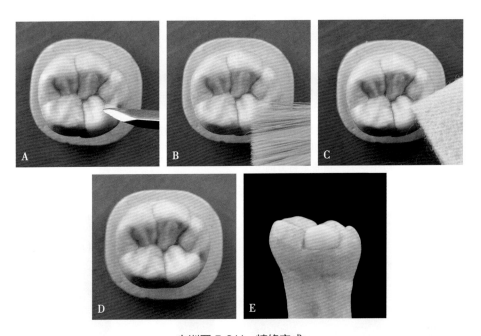

实训图 5-211　精修完成

A. 细修蜡型　B. 扫除蜡屑　C. 擦拭　D. 远中舌尖完成(粭面观)　E. 远中舌尖完成(舌面观)

（4）堆制近中颊尖
1）涂分离剂:方法同前(实训图 5-212)。
2）堆内衬蜡:方法同前(实训图 5-213)。

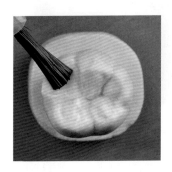
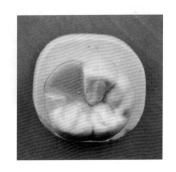

实训图 5-212　涂分离剂　　　　实训图 5-213　堆内衬蜡

3）确定牙尖顶位置:依据参照牙在平台上画出近中颊尖三角嵴的走行方向,从近中窝出发,向颊侧稍偏近中,牙尖顶在此直线上距平台颊缘约 2mm 处。用电蜡刀蘸取少量雕刻蜡,在此位置堆一蜡球,确定近中颊尖顶的位置,然后加高成蜡锥。用直尺测量牙尖顶到颈缘的距离,与参照牙的高度一致(实训图 5-214~ 实训图 5-217)。

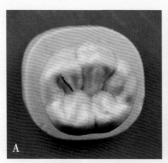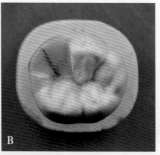

实训图 5-214 画出近中颊尖三角嵴走行方向
A. 参照牙上画出近中颊尖三角嵴走行方向 B. 制作牙上标记
近中颊尖三角嵴走行方向

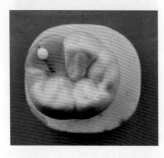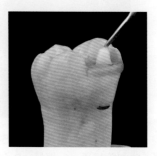

实训图 5-215 确定近中颊
尖顶位置

实训图 5-216 加高形成
蜡锥

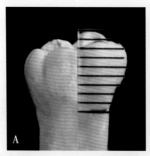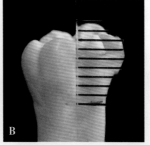

实训图 5-217 确定近中颊尖高度
A. 测量参照牙近中颊尖高度 B. 确定制作牙近中颊尖高度

4）堆制三角嵴：用电蜡刀蘸取雕刻蜡，由近中颊尖牙尖顶向舌侧堆蜡至近中窝底，形成近中颊尖三角嵴（实训图 5-218）。根据参照牙堆制三角嵴的形态。

5）堆制远中牙尖嵴及副嵴：用电蜡刀蘸取雕刻蜡，由牙尖顶向远中方向堆蜡，形成远中牙尖嵴，然后转向舌侧形成副嵴，与远中颊尖之间形成颊沟（实训图 5-219）。

6）堆制近中牙尖嵴及边缘嵴：用电蜡刀蘸取雕刻蜡，由牙尖顶向近中方向堆蜡，形成近中牙尖嵴，然后转向舌侧与近中舌尖相连，形成近中边缘嵴（实训图 5-220）。

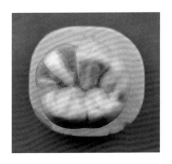

实训图 5-218　形成三角嵴

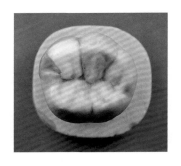

实训图 5-219　形成远中牙尖嵴和副嵴

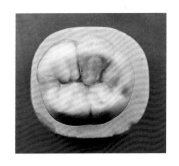

实训图 5-220　形成近中牙尖嵴及边缘嵴

7）精修蜡型：用雕刻刀细修近中颊尖形态，完成最终蜡型（实训图 5-221）。

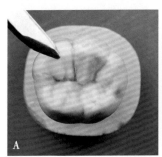
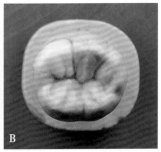

实训图 5-221　精修完成

A.细修蜡型　B.近中颊尖完成

（5）堆制远中尖

1）涂分离剂：方法同前（实训图 5-222）。

2）堆内衬蜡：方法同前（实训图 5-223）。

3）确定牙尖顶位置：依据参照牙在平台上画出远中尖三角嵴的走行方向，从远中窝出发，伸向远中稍偏颊侧，牙尖顶在此直线上距平台颊缘约 2mm 处。用电蜡刀蘸取少量雕刻蜡，在此位置堆一蜡球，确定远中尖顶的位置，然后加高成蜡锥。用直尺测量牙尖顶到颈缘的距离，与参照牙的高度一致（实训图 5-224~ 实训图 5-227）。

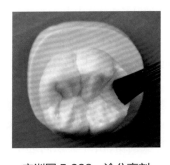
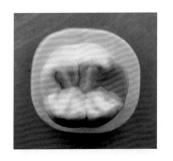

实训图 5-222　涂分离剂

实训图 5-223　堆内衬蜡

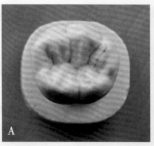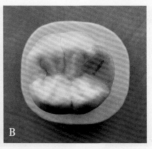

实训图 5-224 画出远中尖三角嵴走行方向
A.参照牙上画出远中尖三角嵴走行方向 B.制作牙上标记
远中尖三角嵴走行方向

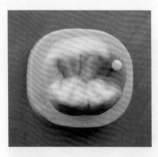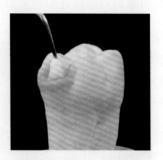

实训图 5-225 确定远中尖
牙尖顶位置

实训图 5-226 加高形成
蜡锥

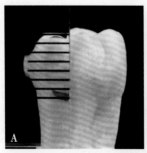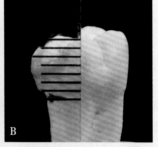

实训图 5-227 确定远中尖高度
A.测量参照牙远中尖高度 B.确定制作牙远中尖高度

4）堆制三角嵴:用电蜡刀蘸取雕刻蜡,由远中尖牙尖顶向近中、舌侧堆蜡至远中窝底,形成远中尖三角嵴(实训图 5-228)。

5）堆制近中牙尖嵴及副嵴:用电蜡刀蘸取雕刻蜡,由牙尖顶向近中方向堆蜡,形成近中牙尖嵴,然后转向舌侧形成副嵴,与远中颊尖之间形成远颊沟(实训图 5-229)。

6）堆制远中牙尖嵴及边缘嵴:用电蜡刀蘸取雕刻蜡,由牙尖顶向远中方向堆蜡,形成远中牙尖嵴,然后转向舌侧与远中舌尖相连,形成远中边缘嵴(实训图 5-230)。

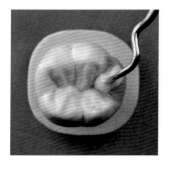

实训图 5-228　形成三角嵴

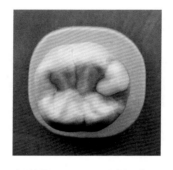

实训图 5-229　形成近中牙尖嵴及副嵴

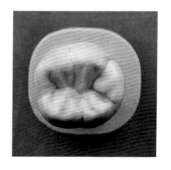

实训图 5-230　形成远中牙尖嵴及边缘嵴

7）精修蜡型:用雕刻刀细修远中尖形态,完成最终蜡型(实训图 5-231)。

2. 堆制全冠蜡型

(1) 堆制𬌗面平台

1）涂分离剂:方法同前(实训图 5-232)。

2）堆内衬蜡:方法同前(实训图 5-233)。

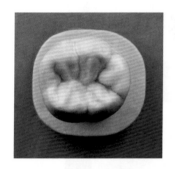

实训图 5-231　精修完成

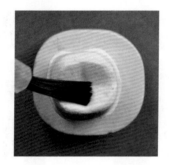

实训图 5-232　涂分离剂

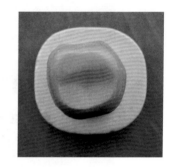

实训图 5-233　堆内衬蜡

3）堆制平台:同前磨牙堆制平台方法(实训图 5-234)。

(2) 制作各牙尖

1）确定各牙尖区域:依据参照牙,在平台上画出窝沟方向,划分颊、舌尖的区域。中央窝点隙在𬌗面中央,向颊侧稍偏近中画出颊沟,向近中为近中沟,向舌侧为舌沟,向颊侧偏远中为远颊沟,向远中为远中沟(实训图 5-235)。

2）确定牙尖顶位置,加高成蜡锥:堆制方法同分区段堆制牙尖,画出各牙尖三角嵴的走行方向,确定牙尖顶位置,加高成蜡锥(实训图 5-236)。

3）完成各牙尖:堆制方法同分牙尖堆制(实训图 5-237)。

4）精修蜡型:用雕刻刀修整蜡型,用丝巾轻轻擦拭表面,完成最终形态(实训图 5-238)。

【注意事项】

1. 严格按参照牙的尺寸堆制下颌第一磨牙牙冠的近远中径、颊舌径和𬌗颈径。

2. 正确堆制各轴面的外形高点。

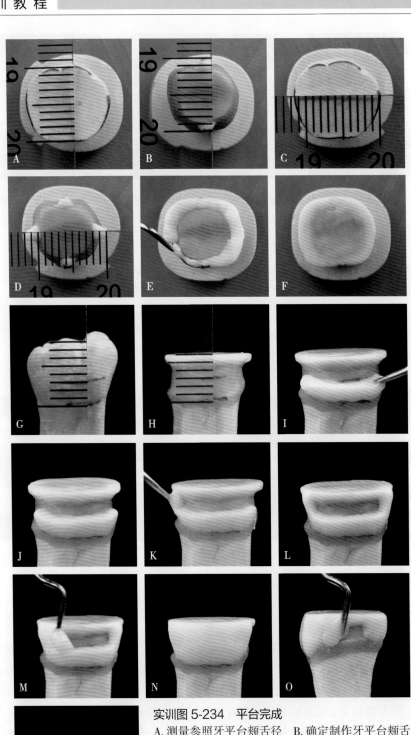

实训图 5-234　平台完成

A. 测量参照牙平台颊舌径　B. 确定制作牙平台颊舌径　C. 测量参照牙平台近远中径　D. 确定制作牙平台近远中径　E. 连接各蜡柱　F. 平台完成　G. 测量参照牙外形高点高度　H. 确定制作牙外形高点高度　I. 堆蜡形成颊颈嵴　J. 颊颈嵴完成　K. 堆蜡形成近、远中缘　L. 近、远中缘完成　M. 堆蜡形成轴嵴　N. 颊面完成　O. 堆蜡形成邻面　P. 邻面完成

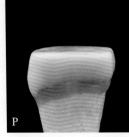

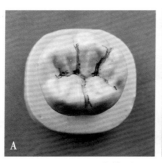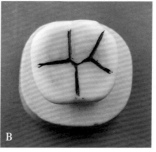

实训图 5-235　画出各沟的方向
A. 参照牙上画出沟的走行方向　B. 制作牙上标记沟的走行方向

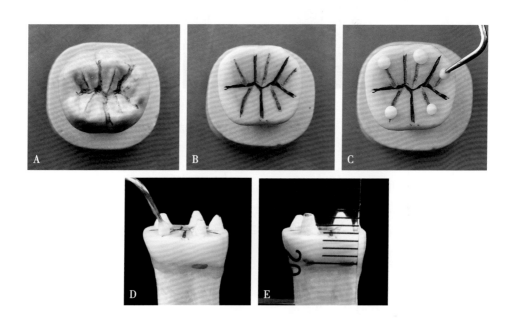

实训图 5-236　确定牙尖顶位置及牙尖高度
A. 参照牙上画出各三角嵴走行方向　B. 制作牙上标记三角嵴走行方向　C. 确定牙尖顶位置
D. 形成各牙尖的蜡锥　E. 确定各牙尖高度

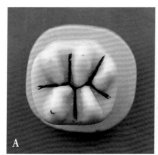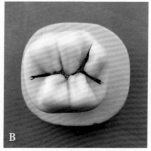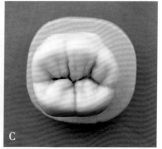

实训图 5-237　𬌗面完成
A. 形成三角嵴　B. 形成牙尖嵴与副嵴　C. 形成剩余各牙尖嵴及副嵴

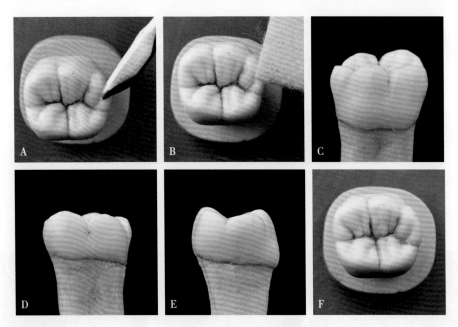

实训图 5-238　蜡型完成

A.细修蜡型　B.擦拭　C.蜡型完成(颊面观)　D.蜡型完成(舌面观)　E.蜡型完成(邻面观)　F.蜡型完成(殆面观)

3. 正确堆制出各面的细微解剖结构。

4. 注意下颌后牙的牙冠避让现象,牙冠向舌侧倾斜。

5. 注意沟的宽度、深度与方向,保证下颌运动的顺畅。

【思考题】

1. 下颌第一磨牙牙冠解剖形态特点。

2. 下颌第一磨牙堆蜡操作步骤。

3. 堆制下颌第一磨牙时的注意事项。

【评分标准】

下颌第一磨牙评分标准

班级_____　姓名_____

考核内容	考核要点		配分	得分
体积 (6分)	颊舌径		2	
	近远中径		2	
	殆颈径		2	
颊面 (23分)	近远中径和殆颈径比例		2	
	牙冠长轴方向		3	
	殆缘长于颈缘		2	
	角度特征	近中	1	
		远中	1	

续表

考核内容	考核要点		配分	得分
颊面 (23分)	颊尖大小比例		2	
	颊颈嵴位置		3	
	远中缘		2	
	近中缘		2	
	颊轴嵴位置		2	
	颈部缩窄		1	
	颊沟、远颊沟位置		2	
舌面 (18分)	小于颊面		2	
	近远中径和𬌗颈径比例		2	
	牙冠长轴方向		3	
	舌尖大小分配比例		3	
	舌沟位置		1	
	近中缘		2	
	远中缘		2	
	外形高点在中 1/3		2	
	颈部缩窄		1	
近中面 (15分)	支持尖与引导尖比例		3	
	支持尖回收角度		3	
	牙冠避让		2	
	颊面曲度		1	
	舌面曲度		1	
	接触区位置		1	
	颈曲线曲度		2	
	颈部凹陷		2	
远中面 (9分)	颊面曲度		2	
	舌面曲度		2	
	接触区位置		1	
	颈曲线曲度		2	
	颈部略凹		2	
𬌗面 (17分)	牙尖比例、大小、位置		4	
	沟	中央沟	1	
		颊沟	1	
		舌沟	1	

续表

考核内容	考核要点	配分	得分
𬌗面 (17分)	三角嵴形态	5	
	𬌗缘形态	5	
整体情况 (12分)	牙体各部分光亮	4	
	整体协调	8	
总分		100	

【撰写实训报告】

（牛　丹）

教 学 大 纲
（口腔医学技术专业用）

一、课程性质和任务

《牙体形态与功能》是高等职业教育口腔医学技术专业学生必修的专业基础课程。本课程的内容主要包括与牙齿相关的应用术语及牙体形态与功能。本课程的任务是使学生认识牙齿，掌握牙体形态与功能，以及用蜡和石膏等材料再现牙体形态，为将来制作修复体打下坚实的理论与实践基础。

二、课程目标

1. 掌握牛东平、原双斌"举纲张目"教学法，并应用于"牙体形态与功能"的学习。
2. 掌握与牙齿相关的应用术语。
3. 掌握牙体形态与功能。
4. 熟练掌握"系统性仿天然牙堆蜡技术"和"系统性仿天然牙石膏雕刻技术"。
5. 培养学生动手操作能力。

三、教学内容和要求

理 论 模 块

单元	教学内容	教学要求		
		了解	熟悉	掌握
第一章 总论	一、引言			√
	二、牛东平、原双斌"举纲张目"貽学教学法			√
	三、教学法的应用——四步法			√
第二章 基础知识	第一节　牙的演化			
	一、鱼纲	√		
	二、两栖纲	√		
	三、爬行纲	√		
	四、鸟纲	√		
	五、哺乳纲	√		
	第二节　牙的发育和萌出			

续表

单元	教学内容	教学要求		
		了解	熟悉	掌握
第二章 基础知识	一、牙胚的发生和分化	√		
	二、牙胚的发育	√		
	三、牙体、牙周组织的形成		√	
	第三节 相关解剖学基础			
	一、三维看人体		√	
	二、牙体解剖应用名词			√
	三、牙的分类			√
	四、牙的结构			√
	五、牙位记录			√
第三章 牙体形态与功能	第一节 牙的一般形态特征			
	一、牙冠表面解剖标志及功能			√
	二、牙位区别特征			√
	三、牙冠避让			√
	四、解剖𬌗面和生理𬌗面			√
	第二节 恒牙形态与功能			
	一、切牙组			√
	二、尖牙组			√
	三、前磨牙组			√
	四、磨牙组			√

实 训 模 块

单元	教学内容	教学要求		
		了解	学会	熟练
实训一 牙体形态绘图	牙体形态绘图			√
实训二 技工室操作规范	技工室操作规范			√
实训三 系统性仿天然牙 石膏雕刻技术	一、上颌中切牙雕刻成形			√
	二、上颌尖牙雕刻成形			√
	三、上颌第一前磨牙雕刻成形			√
	四、上颌第一磨牙雕刻成形			√
	五、下颌第一磨牙雕刻成形			√

单元	教学内容	教学要求		
		了解	学会	熟练
实训四 堆蜡技术基本 操作训练	堆蜡技术基本操作训练			√
实训五 系统性仿天然牙 堆蜡技术	一、上颌中切牙堆蜡成形			√
	二、上颌尖牙堆蜡成形			√
	三、上颌第一前磨牙堆蜡成形			√
	四、上颌第一磨牙堆蜡成形			√
	五、下颌第一磨牙堆蜡成形			√

四、学时安排

教学内容	学时数		
	理论	实训	合计
第一章　总论	2		2
第二章　基础知识	8		8
第三章　牙体形态与功能	30		30
实训一　牙体形态绘图		16	16
实训二　技工室操作规范		4	4
实训三　系统性仿天然牙石膏雕刻技术			
一、切牙组雕刻成形		20	20
二、尖牙组雕刻成形		20	20
三、前磨牙组雕刻成形		28	28
四、磨牙组雕刻成形		50	50
实训四　堆蜡技术基本操作训练		8	8
实训五　系统性仿天然牙堆蜡技术			
一、切牙组堆蜡成形		64	64
二、尖牙组堆蜡成形		32	32
三、前磨牙组堆蜡成形		64	64
四、磨牙组堆蜡成形		104	104
合计	40	410	450

五、大纲说明

1. 本教学大纲仅供 3 年制高等职业教育口腔医学技术专业教学使用,总学时 450 学时,其中理论教学 40 学时,实训教学 410 学时。

2. 本课程对理论部分教学要求分为掌握、熟悉、了解三个层次;对实训技能教学要求分为熟练、学会、了解三个层次。

3. 教学建议 《牙体形态与功能》是口腔医学技术专业的基础课程,教师在教学中运用牛东平、原双斌"举纲张目"哈学教学法,归纳、总结,把散乱的形态根据不同的机制进行梳理,有利于学生记忆、理解。通过大量的实训练习,培养学生的动手能力为将来的技师生涯打下牢固的基础。

参 考 文 献

1. 皮昕 . 口腔解剖生理学 . 6 版 . 北京 : 人民卫生出版社 , 2007.
2. 王美青 . 口腔解剖生理学 . 7 版 . 北京 : 人民卫生出版社 , 2012.
3. 何三纲 . 口腔解剖生理学 . 8 版 . 北京 : 人民卫生出版社 , 2020.
4. HANS H C. 牙科技术工艺学 . 林文元 , 译 , 北京 : 北京大学医学出版社 , 2005.
5. HOHMANN A , HIELSCHER W.Lehrbuch der Zahntechnik. Berlin : Quintessenz Verlags , 2004.
6. DIETER S.NAT-Die Naturgemäße Aufwachstechnik. Fuchstal : teamwork media , 2003.
7. 佐伯政友 , 瀬尾次郎 . 歯の解剖学 . 東京 : 医歯薬出版株式会社 , 2000.

参考文献

1. 赵云凤. 口腔解剖生理学. 北京: 人民卫生出版社, 2007.
2. 皮昕. 口腔解剖生理学. 北京: 人民卫生出版社, 2012.
3. 王惠芸. 牙体解剖学. 北京: 人民卫生出版社, 2000.
4. 段银钟, 等. 口腔正畸临床技术大全. 北京: 世界图书出版公司, 2007.
5. HOHMANN A, HIELSCHER W. Lehrbuch der Zahntechnik. Berlin: Quintessenz Verlag, 2002.
6. DE TER STAT Die Naturgemäße Ahnachmedung. Eschaud: Lampwok mbgH, 2002.
7. 马轩祥. 口腔修复学. 北京: 人民卫生出版社, 2004.